Annette Kerckhoff, Johannes Wilkens
Demenz – Vorbeugung und Selbsthilfe

Was tun bei ...

Demenz

Vorbeugung und Selbsthilfe

Annette Kerckhoff
Johannes Wilkens

KVC | VERLAG

KVC Verlag | NATUR UND MEDIZIN e. V.
Am Deimelsberg 36, 45276 Essen
Tel.: (0201) 56305 70, Fax: (0201) 56305 60
www.kvc-verlag.de

Kerckhoff, Annette; Wilkens, Johannes
Demenz – Vorbeugung und Selbsthilfe

Wichtiger Hinweis: Jede Dosierung oder Applikation erfolgt auf eigene Gefahr des Benutzers. Geschützte Warennamen (Warenzeichen) werden nicht besonders kenntlich gemacht.

ISBN 978-3-945150-95-5

2., bearbeitete Auflage

klimaneutral
natureOffice.com | DE-574-740456
gedruckt

Umschlaggestaltung: eye-d Designbüro, Essen
Druck: Union Betriebs-GmbH, Rheinbach

Inhalt

III. Die Alzheimer-Demenz

IV. Was die Forschung empfiehlt

V. Praxisteil: Vorbeugung

Einleitung

Demenz, das allmähliche Vergessen im Alter, ist ein Schreckgespenst, das keinen von uns unberührt lässt. Denn wenn die Krankheit im Vollbild eingetreten ist, gibt es kaum noch Möglichkeiten, einzugreifen und den früheren geistigen Zustand wiederherzustellen.

Der Alzheimer-Forscher Konrad Beyreuther formuliert dies drastisch: „Ein leeres Hirn ist nicht therapierbar.“[1]

Die medikamentösen konventionellen Therapien, die es derzeit gibt, behandeln nicht die eigentliche Erkrankung. Sie können bestenfalls den Verlauf verlangsamen und die Symptome lindern. So ist das Thema „Demenz“ vor allem mit dem Gefühl von Angst und Hilflosigkeit verbunden.

Die Demenzforschung kommt erfreulicherweise stetig zu neuen Erkenntnissen. So kennt man zum Beispiel heute den Zusammenhang von zahlreichen Lebensstilfaktoren mit der Entstehung einer Demenz. Man kann also etwas tun,

---

[1] nar.uni-heidelberg.de/service/int_beyreuther.html

um das Risiko einer Demenzerkrankung zu reduzieren oder Einfluss auf den Verlauf zu nehmen. Je früher man dies tut, desto besser.
Aber auch für kranke Menschen im späteren Verlauf gibt es Hilfe zur Verbesserung der Lebensqualität.
Unser Ratgeber möchte einen ersten Schritt in der Auseinandersetzung mit der Demenz anbieten. Er möchte über die Risikofaktoren und über die wichtige Bedeutung des Lebensstils und der naturheilkundlichen Selbsthilfe informieren.

* * *

Unser Buch verweist auf die Arbeiten Dritter und ist durch die Mitarbeit anderer entstanden. Ihnen möchten wir an dieser Stelle danken: Martin Loef hat mit seiner Dissertation zu Demenz und Lebensstilfaktoren einen Meilenstein gesetzt. Dr. Christian Mauerer, Leiter des Demenz-Zentrums in Bayreuth, hat uns wichtige Hinweise zur Demenz geliefert, Daniela Hacke, Leiterin der Bibliothek der Carstens-Stiftung : Natur und Medizin, hat bei der Literaturrecherche mitgearbeitet. Ursel Bühring danken wir für die Beratung bei den Teerezepten.

I. Grundlagen

Das menschliche Gehirn

Um zu verstehen, was bei einer Demenzerkrankung passiert, ist ein Einblick in das menschliche Gehirn hilfreich – ein außerordentlich sensibles, und komplexes Organ. 1,5 kg wiegt es beim Erwachsenen und enthält 10–14 Milliarden Nervenzellen.

Nervensystem

Das Gehirn bildet mit dem Rückenmark das zentrale Nervensystem (ZNS). Die Nerven, die vom Rückenmark ausgehen und den gesamten Körper mit einem Nervengeflecht durchziehen, heißen peripheres Nervensystem: Sie verbinden das Rückenmark mit der Peripherie.
Die Aufgabe der Nervenzellen ist die Weiterleitung von Reizen. Von den **sensiblen Nerven** werden Sinnesreize von Sinnesorganen zum zentralen Nervensystem geleitet. Bei einer Störung im Gehirn können die ankommenden Reize nicht richtig verarbeitet werden; es treten Sinnestäuschungen oder Sensibilitätsstörungen auf.

In den **motorischen Nerven** werden Reize bzw. Impulse vom zentralen Nervensystem zu den Muskelzellen im Körper geleitet; sie veranlassen eine Bewegung. Bei Störungen können Bewegungen nicht kontrolliert ausgeführt werden, es kommt zu Bewegungsstörungen, Lähmungen, Krämpfen etc. Die **vegetativen Nerven** schließlich steuern unbewusste und lebenswichtige Körpervorgänge wie Atmung und Verdauung.

Anatomischer Aufbau des Gehirns

Das Gehirn besteht aus zwei symmetrischen Hälften, die durch den **Balken** (Corpus callosum) in Verbindung stehen. Vielen Funktionen sind in beiden Hälften vorhanden, manche nur in einer der Hälften (Hemisphären). So ist, grob gesagt, die linke Gehirnhälfte für Sprache, Kontrolle, Analyse und die rechte für Phantasie, Intuition, Kreativität zuständig.
Von oben betrachtet sieht man zunächst das **Großhirn**. Es ist der größte Teil des Gehirns und ähnelt in seiner Form einer Walnuss. Unterschieden werden die Großhirnrinde, eine graue Schicht („graue Substanz"), und das Großhirnmark („weiße Substanz").

Das Großhirn ist für das Wachbewusstsein zuständig: Seine Funktionen sind bewusste Verarbeitung von Sinnesreizen, Bewegungsvorstellungen, Lernen und Erinnerung. Bei Demenzerkrankungen, vor allem bei der Alzheimer-Krankheit, kommt es zu einer Degeneration, einem Untergang der Großhirnrinde und damit zu einem Funktionsverlust in den betroffenen Bereichen.

Der **Hypothalamus** ist ein Schaltzentrum und zuständig für das Gleichgewicht zwischen den Körperfunktionen. Er steuert z. B. den Schlaf-Wach-Rhythmus, den Wasserhaushalt, die Körpertemperatur und den Schmerz.

Am Hinterkopf unter dem Großhirn befindet sich das **Kleinhirn**. Es reguliert und koordiniert die Bewegungsabläufe.

Zum Hirnstamm gehören das **Mittelhirn**, die **Brücke** (*Pons*) und das **verlängerte Mark** (*Medulla oblongata*). Er geht in das Rückenmark über. Im Hirnstamm werden vegetative Funktionen wie Atmung, Herzschlag, Schluck- und Hustenreflexe gestaltet und reguliert.

Auf der folgenden Seite ist das Gehirn im Sagittalschnitt, also senkrecht zur Körperachse, abgebildet.

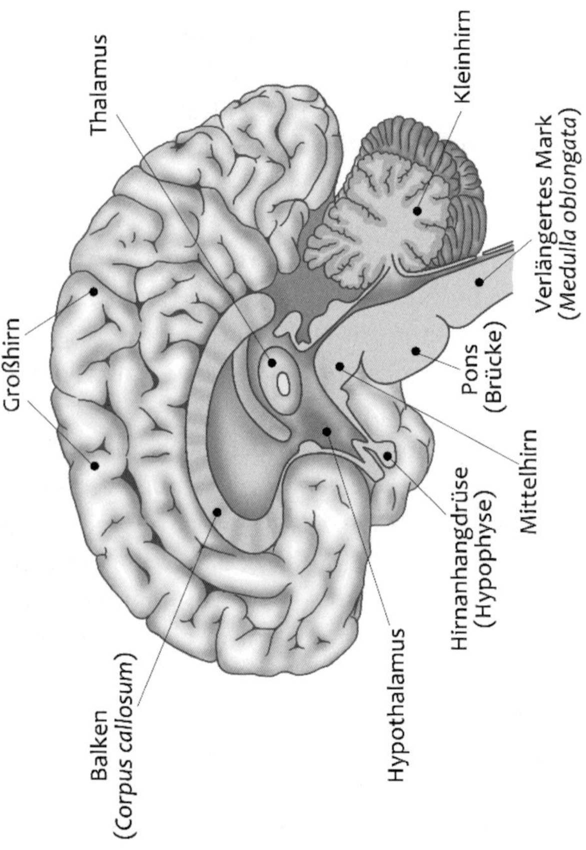
Thalamus
Kleinhirn
Großhirn
Verlängertes Mark
(*Medulla oblongata*)
Pons
(Brücke)
Mittelhirn
Hirnanhangdrüse
(Hypophyse)
Hypothalamus
Balken
(*Corpus callosum*)

Von Bedeutung für Demenzerkrankungen ist auch das limbische System. Es ist ein größeres Gehirnareal, das sich in Nachbarschaft zum Kleinhirn, oberhalb des Hirnstamms und unterhalb des Großhirns befindet. Es liegt zwischen den Hauptsystemen des zentralen Nervensystems und steht mit diesen in Verbindung. Das limbische System steuert die halbbewussten Funktionen wie Gefühle oder Traumerleben und die Triebe. Teile des limbischen Systems werden bei der Alzheimer-Krankheit als erstes befallen – dies erklärt emotionale Veränderungen.
Das gesamte Gehirn ist von vier Hohlräumen durchzogen, den Hirnkammern oder Ventrikeln. Diese Ventrikel stehen miteinander in Verbindung, sie sind mit der Hirnflüssigkeit (Liquor) gefüllt, in der das Gehirn „schwimmt". Bei der Alzheimer-Krankheit nimmt die eigentliche Gehirnsubstanz ab, die Gehirnrinde schrumpft, die Hohlräume werden größer (vgl. Abbildung auf der nächsten Seite).
Die Hirnkammern stellen die Verlängerung des Rückenmarkkanals dar. Bei vielen neurologischen Erkrankungen ändert sich die Zusammensetzung des Liquors, dies wird auch zu diagnostischen Zwecken genutzt.

Bei einer Rückenmarkspunktion (Lumbalpunktion) wird Liquor aus dem Rückenmark entnommen. Anhand der Liquoranalyse kann man dann Rückschlüsse auf Erkrankungen des Gehirns ziehen.

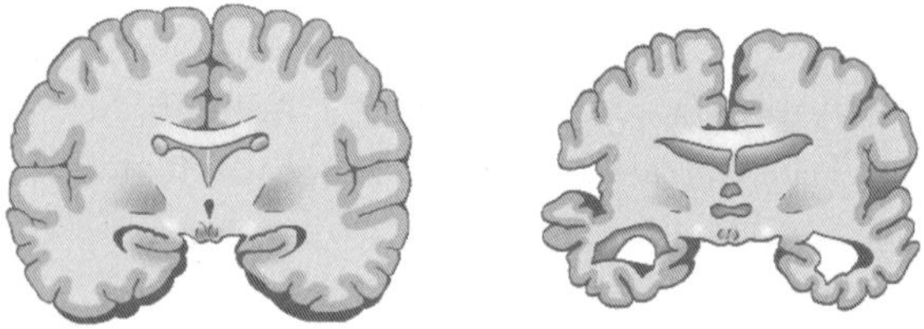

Gesundes Gehirn (links) und Gehirn eines Alzheimer-Patienten im fortgeschrittenen Stadium (rechts) (Querschnitt)

Versorgung des Gehirns

Die Blutzufuhr zum Gehirn erfolgt über vier große Schlagadern, die vom Körper in den Kopf ziehen. Von diesen gehen die drei großen Hirnarterien (vordere, mittlere und hintere Hirnarterie) ab. Das Gehirn hat keine Nährstoff- oder Sauerstoffreserven und ist vollkommen auf die Blutversorgung durch diese Gefäße angewiesen.

Im Vergleich zu anderen Organen reagiert das Gehirn also besonders empfindlich auf einen Sauerstoffmangel. Bereits etwa 10 Sekunden nach einer Unterbrechung der Sauerstoffversorgung trübt sich das Bewusstsein ein. Nach 2–3 Minuten treten permanente Schäden auf, Nervenzellen sterben ab.
Die Sauerstoff- und Nährstoffversorgung ist von entscheidender Bedeutung für die Funktionsfähigkeit des Gehirns. Sie hängt maßgeblich von der Durchblutung und dem Zustand der Arterien im Kopf ab.

Schutzmechanismen

Das Gehirn ist also nicht nur ein lebensnotwendiges, sondern auch ein sehr empfindliches Organ. Die Natur hat hier verschiedene Schutzmechanismen eingerichtet, um es vor schädlichen Einflüssen zu schützen:
Mechanisch wird das Gehirn durch das umgebende **Gehirnwasser** (Liquor), verschiedene **Hirnhäute** und die knöcherne **Schädeldecke** geschützt. Direkt auf dem Gehirn liegt die weiche Hirnhaut (*Pia mater*), sie überzieht alle Windun-

gen und Furchungen. Es folgt die mittlere Hirnhaut, die Arachnoiden oder „Spinnwebenhaut“, in deren Räumen der Liquor fließt. Den Abschluss bildet die aus straffem Bindegewebe bestehende harte Hirnhaut (*Dura mater*), sie liegt direkt unter der Schädeldecke.

Ein anderer, sehr wichtiger Schutz ist die so genannte **Blut-Hirn-Schranke**, eine Barriere zwischen Blutgefäßen und Gehirn. Die Blut-Hirn-Schranke besteht aus einem porenlosen Gewebe, das die Blutgefäße im Gehirn auskleidet und nur ausgewählte Stoffe durchlässt.

Im Hinblick auf die Demenz und andere neurologische Erkrankungen wurde das Augenmerk verstärkt auf die Blut-Hirn-Schranke gerichtet: Unklar ist, welche Substanzen diese Schranke passieren können und damit eventuell auch als Auslöser für neurologische Erkrankungen in Frage kommen (Lebensmittelzusatzstoffe, Umweltgifte, Schwermetalle, Schadstoffe etc.). Unklarheit besteht auch über die Wechselwirkungen all dieser Substanzen im Hinblick auf die Blut-Hirn-Schranke.

Erwiesen ist mittlerweile, dass die Blut-Hirn-Schranke u. a. durch einen hohen Cholesterinspiegel im Blut geschädigt wird. Nach Angaben von Jonathan Geiger von der Universität von North Dakota schädigen hohe Cholesterinwerte das Gehirn nicht nur durch die Fettablagerungen in den Blutgefäßen selbst, sie beeinträchtigen auch die Funktionsfähigkeit der Blut-Hirn-Schranke. Eine derart beeinträchtigte Blut-Hirn-Schranke findet man bei vielen neurologischen Erkrankungen, so auch bei der Alzheimer-Krankheit.

Nervenzellen und Neurotransmitter

Nervenzellen haben die Aufgabe, Reize unserer Umwelt oder aus dem Inneren des Körpers an unser Gehirn zu melden und von diesem dann Befehle entgegenzunehmen. Dies nennt man **Reizweiterleitung**. Sie funktioniert innerhalb der Nervenzelle durch elektrische Impulse und zwischen zwei Nervenzellen durch Botenstoffe, so genannte Neurotransmitter.

Es lohnt, einen genaueren Blick auf die Neurotransmitter zu werfen: Erreicht ein Impuls das Ende einer Zelle, veranlasst er dort zur Überbrückung des Spalts zwischen den Zellen (Synapse) die Ausschüttung von Botenstoffen (Neurotransmitter). Nun schüttet Nervenzelle 1 Neurotransmitter Richtung Nervenzelle 2 aus. An den Ausläufern von Nervenzelle 2 befinden sich Rezeptoren, an die sich die ausgeschütteten Neurotransmitter binden und einen neuen elektrischen Impuls auslösen, der dann Nervenzelle 2 durchläuft.

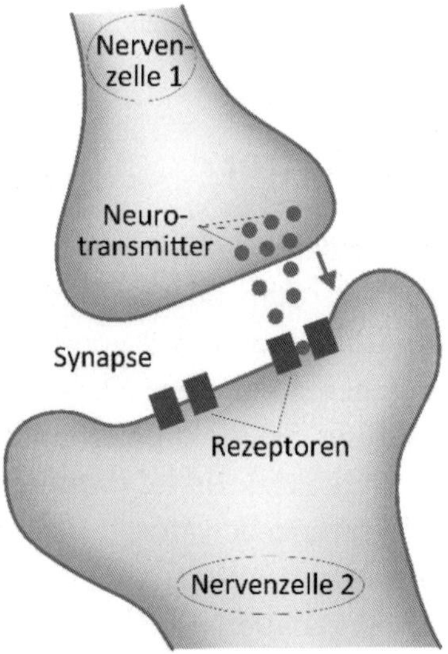

Schematische Darstellung der Reizweiterleitung

Es gibt zahlreiche Neurotransmitter, von denen die folgenden für die Demenz besonders bedeutsam sind:

- **Dopamin** hat eine überragende Rolle bei der Übertragung von Bewegungsimpulsen und der Steuerung von Bewegungsabläufen. Ein krankhafter Mangel an Dopamin ist bei Morbus Parkinson nachweisbar.
- **Serotonin** wirkt blutdrucksteigernd. Auf die Gemütslage wirkt es euphorisierend, im Übermaß bis hin zu Unruhe und Halluzinationen. Depressionen gehen oft mit einem Mangel an Serotonin einher.
- **Acetylcholin** wirkt als Botenstoff des *Nervus vagus,* des Entspannungsnervs, stark blutdrucksenkend, aber auch zusammenziehend auf die glatte Muskulatur. Es wirkt noch in geringen Mengen auf die Motorik des Darmes und wird deshalb auch das „Hormon der Darmperistaltik" genannt. Es hat zudem eine große Bedeutung für Lern- und Gedächtnisleistungen, besonders des Kurzzeitgedächtnisses. Dieser Neurotransmitter ist bei der Alzheimer-Krankheit reduziert.

– Auch **Glutamat** ist ein wichtiger Botenstoff mit einem direkten Einfluss auf die Stoffwechselvorgänge der Nervenzellen. Konzentrations- und Lernvermögen sind von einem ausgeglichenen Glutamatspiegel abhängig.

i Künstlich hergestelltes Glutamat ist in vielen Nahrungsmitteln als Geschmacksverstärker enthalten. Ein Überangebot von Glutamat (z. B. in Fertiggerichten) erzeugt künstlich Appetit, aber auch Schweißausbrüche und Stresssymptome wie Magenschmerzen, Bluthochdruck und Herzklopfen. Bei sensibleren Menschen kann Glutamat zu Migräne führen. Die Sinneswahrnehmung wird eingeschränkt, die Lernfähigkeit und das allgemeine Konzentrationsvermögen nehmen ab.

Bei verschiedenen neurologischen oder psychischen Erkrankungen lassen sich Veränderungen der Neurotransmitterspiegel beobachten: Bei Parkinson liegt ein Dopamindefizit vor, bei Alzheimer ist die Acetylcholinproduktion im Gehirn reduziert, da die dafür zuständigen Nervenzellen zugrunde gehen. Bei Depressionen wird ein verminderter Spiegel des Neurotransmitters Serotonin gemessen.

Medikamente, die gezielt auf die Nerven wirken, haben einen Einfluss auf die Neurotransmitterpegel. Als Beispiele seien die Schmerz-, Beruhigungs-, Schlaf- und Aufputschmittel genannt, die ja gerade deswegen eingesetzt werden, weil sie auf das Gehirn, die Stimmungslage und die Wahrnehmung wirken.

!

Einer muss die Übersicht behalten!
Um Wechselwirkungen zwischen Medikamenten zu vermeiden, ist es wichtig, nur *einen* Arzt als Haupt-Ansprechpartner zu haben. Bitte informieren Sie ihn bei jeder Medikamentenverordnung durch einen anderen Arzt.

Die Bildung von Neurotransmittern wird indirekt durch andere Organsysteme beeinflusst. Manche Neurotransmitter stehen etwa im Zusammenhang mit Hormonen. Wenn es zum Beispiel nach einer Geburt bei der Mutter zu einem Abfall der Hormone Östrogen und Progesteron kommt, kann dies auch einen Abfall des Serotoninspiegels nach sich ziehen: die Wochenbettdepression.

Die Plastizität des Gehirns – Lernen im Alter

Das Gehirn und auch die einzelne Nervenzelle verhalten sich „nutzungsabhängig“. Man spricht von der „Plastizität des Gehirns“. Das heißt: Bereiche im Gehirn, z. B. in der Großhirnrinde, die besonders viel beansprucht werden, verändern sich entsprechend: Es werden mehr Transmitter ausgeschüttet, es kommt zu einer stärkeren Bildung von Rezeptoren an den Nervenenden, einem Wachstum der Nervenenden, weiteren Vernetzungen der Nervenzellen untereinander. Das Gehirn wächst mit seinen Aufgaben.
Dies bedeutet, dass wir durch unsere Beschäftigungen Einfluss auf Funktionalität und Anatomie des Gehirns haben. Man kann das Gehirn trainieren, ähnlich wie einen Muskel. Gleichzeitig gilt auch: Ein Gehirn, das nicht oder nur einseitig beansprucht wird, verkümmert, weil die entsprechenden Nervenbahnen nicht stimuliert und genutzt werden.
Die moderne Hirnforschung kann durch bildgebende Verfahren einen Blick darauf werfen, was im Gehirn abläuft bzw. welche Gehirnareale ak-

tiv sind, wenn ein Mensch eine bestimmte Tätigkeit ausführt, wenn er unterschiedliche Bilder sieht oder an bestimmte Dinge denkt.
Es besteht auch ein Unterschied, ob ein Mensch nur etwas wiederholt, oder ob er es aus innerem Antrieb und voller Begeisterung tut.
Konsequenzen aus diesen Erkenntnissen beziehen sich vor allem auf das Lernen – auch auf das Lernen im Alter. Aus Sicht der modernen Hirnforschung scheint es daher für den Aufbau bzw. die Erhaltung des Gehirns wichtig, nicht nur auswendig zu lernen, zu wiederholen, Wissen abzufragen etc., sondern auch neue Herausforderungen zu suchen, neue Erfahrungen zu machen und – auch und gerade bei älteren und alten Menschen – sinnvolle, erfüllende Beschäftigungen in das Leben zu integrieren.

II. Demenz

Kennzeichen der Demenz

Der Begriff „Demenz“ kommt von dem lateinischen Wort *dementia,* und bedeutet „ohne Geist, ohne Verstand“. „Demenz“ ist zunächst ein Überbegriff für Erkrankungen, die durch ähnliche Symptome gekennzeichnet sind: Beeinträchtigung des Gedächtnisses, des Denkvermögens, der Orientierungsfähigkeit und des Verhaltens.

Altersvergesslichkeit oder Demenz?

Es ist im Alter normal, sich mit neuen Situationen schwer zu tun oder ab und zu Dinge zu vergessen. Wenn sich die Schwierigkeiten aber häufen, sollte man mit dem Hausarzt Rücksprache halten. Denn in frühen Stadien kann die Demenz nur schwer von einer „normalen“ Altersvergesslichkeit unterschieden werden. Schließlich besteht auch die Möglichkeit, dass die zeitweilig auftretende Orientierungslosigkeit mit anderen Ursachen – mangelnde Trinkmenge, schlechteres Sehvermögen, Nährstoffmangel – zu tun hat.

Die Unterschiede zwischen Altersvergesslichkeit und Alzheimer-Demenz können ganz allgemein wie folgt beschrieben werden:

Altersvergesslichkeit	**Alzheimer-Demenz**
Vergesslichkeit tritt nur vorübergehend auf.	Vergesslichkeit wird zunehmend schlimmer.
Das Verlegen oder Vergessen von alltäglichen Gegenständen, z. B. Brille, tritt nur gelegentlich auf.	Das Verlegen oder Vergessen, insbesondere von wichtigen Gegenständen, häuft sich.
Denkt man intensiv nach, fällt einem das Vergessene meist wieder ein.	Man vergisst ganze Erlebnisse und kann sich trotz intensiven Nachdenkens nicht erinnern.
Man kann sich durch Merkhilfen, z. B. einen Notizzettel, helfen.	Selbst Notizzettel und andere Merkhilfen nützen nicht mehr.
Man kann mündlichen oder schriftlichen Anweisungen folgen.	Man kann mündlichen oder schriftlichen Anweisungen nicht folgen.
Man hält soziale Kontakte aufrecht.	Häufig ziehen sich die Betroffenen aus ihrem sozialen Umfeld zurück.

(Quelle: „Alzheimer erkennen“. Broschüre der Deutschen Seniorenliga, www.dsl.de)

Warnsymptome für eine mögliche Demenz

Folgende Warnsymptome sollten im Hinblick auf die mögliche Entwicklung einer Demenzerkrankung beachtet werden:

- Vergesslichkeit, die den Alltag beeinträchtigt und erschwert
- Schwierigkeiten mit gewohnten Handlungen
- Sprachprobleme
- Räumliche und zeitliche Orientierungsstörungen
- Eingeschränkte Urteilsfähigkeit, beispielsweise die Einschätzung von dem Wetter angemessener Kleidung
- Probleme im logischen Denken (z. B. Umgang mit Zahlen, Rechnungen)
- Liegenlassen von Gegenständen
- Zunehmende, bislang nicht bekannte Stimmungs- und Verhaltensstörungen
- Persönlichkeitsveränderungen
- Verlust der Eigeninitiative

Formen der Demenz

Demenzerkrankungen lassen sich, je nach Ursache, in verschiedene Gruppen einteilen. Die häufigsten sind degenerative Veränderungen im Gehirn, die bei der Alzheimer-Krankheit auftreten, und Durchblutungsstörungen.

Degenerative Veränderungen im Gehirn

Bei degenerativen Demenzen liegt der Abbau von Gehirngewebe der Erkrankung zugrunde. Die bekannteste Demenz dieses Typs ist Morbus Alzheimer, der später ausführlich behandelt wird. Auch bei Morbus Parkinson kommt es zu einem Abbau eines gewissen Areals im Gehirn. Die in diesem Bereich produzierten Neurotransmitter, insbesondere das Dopamin, fehlen.

Durchblutungsstörungen im Gehirn (vaskuläre Demenz)

Demenzerkrankungen können auch durch Durchblutungsstörungen verursacht werden, deren Ursache wiederum eine krankhafte Veränderung der Arterien (Arteriosklerose) ist. Bei einer Arteriosklerose im Gehirn spricht man von einer Zerebralsklerose (*cerebrum* = Gehirn). Liegt eine Arteriosklerose im Gehirn vor, kommt es zu entzündlichen Veränderungen und Ablagerungen (Plaques) in den Blutgefäßen des Gehirns und einer nachfolgenden Verengung der Blutgefäße. Damit ist die Versorgung des Gehirns nicht mehr gewährleistet. Ursache für die Demenz ist also nicht der Abbau des Gewebes, sondern die fehlerhafte Blutversorgung.

Für die Zerebralsklerose bestehen die gleichen Risikofaktoren wie für die Arteriosklerose der übrigen Blutgefäße: Bluthochdruck, erhöhte Blutfettwerte, Diabetes, Übergewicht und Bewegungsmangel, Rauchen etc. Die Zerebralsklerose kann einen Schlaganfall, aber auch eine generelle Beeinträchtigung der Gehirnleistung zur Folge haben.

Eine Zerebralsklerose kann winzige, kaum merkbare Infarkte im Gehirn verursachen. Bei diesen Infarkten kommt es zu dem Verschluss eines arteriellen Blutgefäßes im Gehirn, der nachfolgende Hirnbereich wird nicht mehr mit Sauerstoff versorgt. Im besten Fall ist der Ver-

schluss vorübergehend, im schlimmsten Fall jedoch bleibt er bestehen, und das dahinterliegende Gehirngewebe geht zugrunde.
Es gibt eine Reihe von Vorwarnzeichen, die auf Durchblutungsstörungen im Gehirn und damit auch auf einen drohenden Schlaganfall hinweisen. In der Regel leiden Patienten unter Kopfschmerzen in Zusammenhang mit nachfolgenden Symptomen:

- Vorübergehende neurologische Ausfälle, z. B. Missempfindungen oder Taubheitsgefühle in einer Hand oder einem Bein, Doppelbilder, Schluckstörungen, Schwindel
- Ausgeprägte vorübergehende Konzentrations-, Wortfindungs- oder Gedächtnisstörungen

Mischformen

Sehr häufig sind Mischformen von der Alzheimer-Krankheit und Durchblutungsstörungen im Gehirn.
Im *Anti-Alzheimer-Buch* von Förstl und Kleinschmidt heißt es dazu: „Auch wenn die Alzheimer-Veränderungen im Gehirn [...] eine große

Rolle bei der Entwicklung der meisten Demenzerkrankungen im fortgeschrittenen Alter spielen, so scheinen die kleinen und großen Hirninfarkte, die durch Bluthochdruck entstehen, sowie die Arterienverkalkung [...] ähnlich wichtig zu sein, ob ein Gehirn im Alter leistungsfähig bleibt oder die kognitiven Leistungen gravierend abnehmen." (Förstl, Kleinschmidt, S. 33) Risikofaktoren für die Durchblutungsstörungen sind durch einen gesünderen Lebensstil gut beeinflussbar.

Weitere Formen der Demenz

Alzheimer und die vaskuläre Demenz sind die weitaus häufigsten Demenzerkrankungen. Daneben gibt es weitere Formen mit jeweils anderen Ursachen, z. B. Schlaganfälle, Gehirnverletzungen oder Hirnblutungen, die eine Demenz oder andere Gehirnerkrankungen nach sich ziehen können. Auch Infektionskrankheiten können zu einer Demenz führen, die dann entsprechend als „infektiös-entzündlich bedingt" bezeichnet wird. Ein weiteres Beispiel sind bösartige wie gutartige Tumoren. Da das Gewebe unter der Schädeldecke durch den Tumor – unabhängig davon, ob er gut- oder bösartig ist – zusammengedrückt wird, kommt es zu Beeinträchtigungen der Gehirnleistungen.

Differenzialdiagnosen

Wenn ein Arzt nach einer Diagnose sucht, muss er immer andere Möglichkeiten und Erkrankungen bedenken, die zwar eine ähnliche Symptomatik haben, für die es aber ganz andere Ursachen gibt und die daher auch eine andere Behandlung brauchen. Im Fachjargon nennt man das „Differenzialdiagnosen". Bei der Diagnose einer Demenz sind die im Folgenden erläuterten Erkrankungen und Beschwerden wichtige Differenzialdiagnosen.

Depression

Von großer Bedeutung ist die Unterscheidung von Demenz und Depression. Denn auch bei der Depression kann es zu einer Einschränkung der geistigen Leistungsfähigkeit, von Gedächtnis und Konzentration kommen. Eine oberflächliche

Unterscheidung von Demenz und Depression sind das Leistungsvermögen (das bei Menschen mit Depressionen tatsächlich größer ist, als sie angeben) und der Umgang mit der Krankheit: Menschen mit Depressionen klagen über die Beschwerden, Demenzkranke dagegen versuchen, die verminderte Leistungsfähigkeit zu verheimlichen.
Vor allem sollte darauf geachtet werden, ob Depressionen im Alter mit Abhängigkeitserkrankungen (z. B. Alkohol) und Belastungsreaktionen vorliegen. Diese Situation ist gerade bei alleinstehenden oder einsamen älteren Menschen, die wenig soziale Kontakte haben, die nach dem Tod des Ehepartners neu anfangen müssen, die krank sind oder Schmerzen haben, nicht ganz unwahrscheinlich.

Flüssigkeits- und Nährstoffmangel

Es ist sehr wichtig zu klären, ob die Verwirrung durch eine „Austrocknung“, einen Flüssigkeitsmangel im Körper, verursacht wurde. Alte Menschen haben oft ein verringertes Durstgefühl. Durch länger anhaltenden Flüssigkeitsmangel kommt es zu starken Krankheitssymptomen.

Nicht selten sind Kopfschmerzen, Schluckprobleme, Herzrasen oder Schwindelgefühl. In schweren Fällen kommt es zu Verwirrtheitszuständen, Halluzinationen und Bewusstseinsverlust.

Generell sollte bei älteren, alleinstehenden Menschen, die sich zudem selbst versorgen, beim Auftreten von Verwirrtheitszuständen ein Blutbild mit Vitaminstatus durchgeführt werden. Denn der Mangel an Vitaminen, Mineralien und Spurenelementen kann zu gravierenden Beschwerden führen, auch im neurologischen Bereich. Die B-Vitamine sind die „Nerven-Vitamine". Eine besondere Bedeutung hat das Vitamin B12.

Die Aufnahme von Vitamin B12 (enthalten z. B. in Fisch, Fleisch, Leber, Eiern, Käse, Milch) ist jedoch an eine Substanz aus der Magenschleimhaut gebunden. Kommt es aufgrund von Funktionsstörungen oder Erkrankungen im Magen zu einer Störung dieses *Intrinsic factor* (vermutlich bei über 50 % aller Menschen über 65 Jahren), kann das Vitamin B12 aus der Nahrung nicht ausreichend aufgenommen werden. Vitamin B12-Mangel kann nicht nur zu vorübergehenden neurologischen Symptomen führen, sondern gilt auch als Risikofaktor für eine Demenzerkrankung.

Frühe Symptome eines Vitamin B12-Mangels sind Rötung und Brennen der Zunge. Hinzu kommen Missempfindungen vor allem in den Beinen.

Neben- und Wechselwirkungen von Medikamenten

Eine wichtige Differentialdiagnose bei Demenz sind auch die Neben- und Wechselwirkungen von Medikamenten – nicht zuletzt genau derjenigen Psychopharmaka, die vielen Demenzpatienten verabreicht werden. Kritisch äußert sich hier der Pflege-Selbsthilfeverband e. V., Initiative für eine menschenwürdige Pflege: „Vieles im Erscheinungsbild dieser Kranken, wie man es 100.000fach in Altenpflegeeinrichtungen oder in der häuslichen Pflege sehen kann, stammt primär nicht von der Krankheit, sondern müsste als eine Folge der üblichen Medikation gewertet werden" (www.pflege-shv.de).
Nach Angaben des Arzneimittelreports 2013 nimmt jeder zehnte ältere Mensch über 65 mehr als acht Wirkstoffe ein, oft von verschiedenen Ärzten verordnet. Pharmakologen halten drei bis vier Wirkstoffe für vertretbar, alles darüber

hinaus birgt das Risiko unkontrollierbarer Wechselwirkungen.

Funktionsstörungen der Schilddrüse

Eine Funktionsstörung der Schilddrüse schließlich kann sich ebenfalls massiv auf die Gehirnleistung auswirken. Bei einer Überfunktion der Schilddrüse „jagt" oft ein Gedanke den anderen, bei einer Unterfunktion ist eine allgemeine Verlangsamung auch des Gedankenlebens geradezu zwangsläufig. Die Abklärung einer Schilddrüsenstörung ist eine der wichtigsten Differenzialdiagnosen bei der Demenz.

III. Die Alzheimer-Demenz

Kennzeichen der Alzheimer-Demenz

Morbus Alzheimer ist die häufigste Ursache einer Demenz. Er ist benannt nach dem deutschen Nervenarzt Alois Alzheimer, der sie 1906 erstmals beschrieben hat. Kennzeichen sind Störungen des Gedächtnisses, der Sprache, des Denkvermögens, des Erkennens, der Handhabung von Gegenständen, der zeitlichen und örtlichen Orientierung.
Durch diese Beeinträchtigungen ist der kranke Mensch nicht mehr voll leistungsfähig. Persönlichkeit und Verhalten verändern sich.
Verursacht werden die Beschwerden durch eine Atrophie (Untergang von Gewebe) der Großhirnrinde. Bei schweren Verläufen kann das Gehirn um bis zu 20 % seines ursprünglichen Volumens schrumpfen. Die Hirnkammern (Ventrikel) sind dann stark erweitert. Es kommt zu einem langsam fortschreitenden Untergang von Nervenzellen und Nervenzellkontakten wie auch zu Störungen bei den Stoffwechselvorgängen der Nervenzellen. Teile der Zellhaut lagern sich

aneinander an und bilden Ablagerungen, so genannte Amyloid Plaques. Außerdem bilden sich Faserknäule aus Eiweiß (Fibrillen), die ebenfalls den Nervenstoffwechsel beeinträchtigen. In der Folge dieser krankhaften Prozesse werden die Neurotransmitter, vor allem das Acetylcholin, nur reduziert gebildet und fehlen im Stoffwechsel. Gleichzeitig gehen bei Alzheimer bestimmte Rezeptoren im Gehirn zugrunde, so dass die für diesen Rezeptor bestimmten Neurotransmitter nicht mehr „andocken" können. Die entsprechenden Impulse werden nicht weitergeleitet, es kommt also zu Störungen bei der Reizweiterleitung.

Betroffen sind vor allem diejenigen Bereiche im Gehirn, die für Denkvermögen, Sprache und Orientierungsfähigkeit zuständig sind.

Diagnose

Psychologische Tests

Psychologische Tests können erste Hinweise auf eine Erkrankung geben. Ein einfacher Test, der häufig für eine erste Einschätzung der Krankheit eingesetzt wird, ist der **Uhrentest**: Hier soll das

Zifferblatt einer Uhr gemalt und die Zeigerstellung zu einer bestimmten Uhrzeit eingezeichnet werden.

! Nur geschultes Personal kann beurteilen, ob die Ergebnisse der Tests auf eine Demenzerkrankung hinweisen!

Ein weiterer Test ist der **Demenz Detection Test** (DemTect). Der Patient soll z. B. folgende Aufgaben erfüllen:

1. Zehn vorgelesene Worte wie „Telefon" und „Hund" sofort auswendig wiederholen.
2. Zahlen als Zahlwort und Zahlwörter als Zahlen schreiben.
3. Im Supermarkt erhältliche Dinge in einer Minute nennen.
4. Zahlenfolgen in umgekehrter Reihenfolge wiederholen.
5. Die eingangs genannten zehn Begriffe nochmals wiederholen.

Beim **Mini Mental Status Test** werden Aufgaben aus den fünf Kategorien Merkfähigkeit, Erinnerungsfähigkeit, Orientierung, Aufmerksamkeit, Rechenfähigkeit und Sprache gestellt. Man kann z. B. folgende Fragen stellen: „Buchstabieren Sie bitte Reis rückwärts. Welches Datum haben wir heute. Wiederholen Sie bitte: Orange, Auto, Wolke“ (Quelle: www.alzheimer-forschung.de).

Labor und Krankengeschichte

Eine ausführliche Labordiagnostik, eine genaue Untersuchung mit bildgebenden Verfahren des Schädels wie auch ein EEG tragen weiter dazu bei, Klarheit zu gewinnen. Bei speziellen Fragestellungen kann der Liquor untersucht werden. Neben der Aufnahme der Krankengeschichte und der Untersuchung des Patienten selbst ist es auch sinnvoll, die Angehörigen zu befragen.

Sieben Warnzeichen für eine Alzheimer-Demenz

1. Der oder die Betroffene wiederholt immer wieder die gleiche Frage.
2. Er oder sie erzählt immer wieder die gleiche Geschichte.

3. Er oder sie weiß nicht mehr, wie bestimmte alltägliche Verrichtungen wie Kochen, Kartenspiel, Handhabung der Fernseh-Fernbedienung gehen.
4. Er oder sie hat den sicheren Umgang mit Geld, Überweisungen, Rechnungen und Ähnlichem verloren.
5. Er oder sie findet viele Gegenstände nicht mehr oder legt sie an ungewöhnliche Plätze (unabsichtliches Verstecken) und verdächtigt andere Personen, den vermissten Gegenstand weggenommen zu haben.
6. Er oder sie vernachlässigt anhaltend sein Äußeres, bestreitet dies aber.
7. Er oder sie antwortet auf Fragen, indem er die ihm gestellte Frage wiederholt.

(Quelle: Förstl, Kleinschmidt 2009: S. 48f)

Verlauf der Erkrankung

Kennzeichen für die Alzheimer-Demenz ist ein schleichender Beginn und ein allmähliches Fortschreiten der Symptome. Dies macht es in der Praxis so besonders schwierig, Alzheimer von anderen Formen der Demenz und „normaler" Altersvergesslichkeit zu unterscheiden.

Wie sich nun die Krankheit weiterentwickelt, hängt von zahlreichen Faktoren ab, z. B. vom allgemeinen Gesundheitszustand des Betroffenen, von der Persönlichkeit, der körperlichen Verfassung oder dem Lebensstil.

So können z. B. plötzliche Erkrankungen oder Krankenhausaufenthalte zu einer dramatischen Verschlechterung führen. Andererseits kann die Konstanz von Bezugspersonen und vom Tagesrhythmus dazu führen, dass der Zustand konstant bleibt.

Eindrucksvoll sind die Ergebnisse der „Nonnenstudie" aus den USA mit 678 Nonnen im Alter von 75 bis 106 Jahren. Bei einem Drittel der untersuchten Frauen traten zu Lebzeiten keine Demenzsymptome auf, in Untersuchungen nach dem Tod waren jedoch Amolyoid-Plaques im Gehirn nachweisbar. Das heißt: Selbst, wenn Menschen eine Alzheimer-Demenz entwickeln, können sie in einem stabilen Umfeld und bekannten Bezugspersonen diese Schwäche ausgleichen.

Frühstadium

Im Frühstadium der Alzheimer-Demenz ist es dem Betroffenen oft selber klar, dass „etwas nicht stimmt", z. B., wenn ihm ein Wort nicht einfällt, wenn er Dinge verlegt und sich in der bekannten Umgebung plötzlich nicht mehr zurechtfindet.

Zunächst sind es vor allem die **Gedächtnisstörungen**, die einem selbst, aber auch den Angehörigen auffallen. Man kann sich nicht mehr daran erinnern, was man vor kurzem gehört, gelesen oder gesehen hat, wo man etwas gerade hingelegt hat. Das Kurzzeitgedächtnis ist in besonderem Maße beeinträchtigt.

Wortfindungsstörungen bedeuten, dass einem das passende Wort nicht einfällt, man nach diesem Wort sucht, das man doch eigentlich kennt. Da man gerade im frühen Stadium noch merkt, dass etwas anders ist, versucht man, diesen Makel zu verstecken. Man verwendet vielleicht abstrakte Begriffe wie „das Ding" oder andere Füllwörter, Umschreibungen oder Floskeln.

Es fällt dem Betroffenen schwer, sich **räumlich zu orientieren**. Dies trifft vor allem in einer fremden Umgebung zu, beispielsweise im Hotel während des Urlaubs.

Auch die **Zeit** wird zu einem Problem, Betroffene können sich die Uhrzeit nicht mehr merken. Nach und nach wird die Zeit zu etwas Undurchschaubarem, Unverständlichen – und so können Termine nicht mehr eingehalten werden. Es kommt zu **geistigen Störungen**, die es unmöglich machen, Abläufe – wie z. B. das Kochen – auszuführen. So geht irgendetwas schief – und der Betroffene ist enttäuscht, frustriert und gereizt. Auch Rechnen, Lesen und Schreiben wollen nicht mehr richtig klappen.
Änderungen im **Verhalten**, sowohl Unruhe als auch Antriebslosigkeit und Depressivität, Verlangsamung und Teilnahmslosigkeit können auftreten.

Wenn Sie bei einem Angehörigen beobachten, dass er oder sie auffällig vergesslich ist, sich anders benimmt oder sich schlechter orientieren kann, dann können Sie nur eines tun: Hilfe suchen.
Je früher Sie Rat und Hilfe in Anspruch nehmen, desto besser für Sie – und für den Betroffenen. Die Symptome zu verdrängen, hilft wenig.

Es gibt mittlerweile zahlreiche Ansprechpartner, die für Sie da sind. Sprechen Sie mit dem Hausarzt. Sprechen Sie mit Beratungseinrichtungen der Alzheimer Gesellschaft, die genau für solche Fragen zur Verfügung stehen!

Hilfreiche Adressen:
Alzheimer-Telefon
030/259 379 514 oder 0180/317 1017 (9 Cent pro Minute aus dem deutschen Festnetz, aus Handynetzen nicht erreichbar)
Montag–Donnerstag 9–18 Uhr, Freitag 9–15 Uhr
Beratung in türkischer Sprache:
Mittwoch 10–12 Uhr unter 030 - 259 37 95 14

deutsche-alzheimer.de
bagso.de

Mittleres Stadium

Die typischen Kennzeichen des frühen Stadiums nehmen kontinuierlich zu, so dass der Betroffene immer mehr Hilfe braucht, um sein Leben zu bewältigen. Es tritt eine zunehmende zeitliche Desorientierung auf. Patienten haben einen veränderten Tag-Nacht-Rhythmus, im späteren Verlauf wird auch die Jahreszeit nicht mehr erkannt.

Die Uhrzeit kann als Ziffernbild auf der Uhr nicht mehr entschlüsselt werden. Auch die „innere Uhr“ tickt anders. Man hält sich für viel jünger, als man ist, hat keine Orientierung mehr, auch nicht im eigenen Lebenslauf. Die eigene Wohnung wird jetzt nicht mehr erkannt. Man vergisst, wie man mit technischen Geräten – der Kaffeemaschine, dem Radio, dem Fernseher etc. – umgeht. Dadurch gibt es auch kein Erkennen von Ordnung mehr, warum z. B. etwas im Kühlschrank steht. Dies führt zu Stress. Das Misstrauen, z. B. bestohlen zu werden, nimmt zu, da man Dinge verlegt, versteckt und anschließend nicht wiederfindet.

Das Interesse an der äußeren Erscheinung nimmt ab, die Betroffenen sehen zunehmend ungepflegt aus und vergessen z. B., die Haare nach dem Waschen auszuspülen.

Menschen im mittleren Stadium einer Alzheimer-Demenz haben zunehmende Schwierigkeiten beim Sprechen und Verstehen und nun auch Störungen des Langzeitgedächtnisses (man erinnert sich nicht mehr an seine Familie, seinen Beruf). Zusätzlich kann es in diesem Stadium der Demenz zu Harn- und Stuhlinkontinenz kommen.

Fortgeschrittenes Stadium

Im fortgeschrittenen Stadium der Alzheimer-Demenz ist der Betroffene fast in allen Bereichen auf Hilfe angewiesen. Er kann nicht mehr sprechen, hat Probleme beim Essen und Schlucken, hat keine Kontrolle mehr über Blase und Darm. Es kommt zu einem hochgradigen geistigen Abbau.

Nach der Diagnosestellung

Die Diagnose „Alzheimer" ist für Betroffene und für Angehörige ein großer Schock und mit vielen Ängsten und Sorgen verbunden. Man begegnet einer völlig neuen, bisher nicht bekannten Situation, die man – so raten alle, die dieses Schicksal erlebt haben – nicht alleine bewältigen kann und soll. Für alle Probleme gibt es heute Ansprechpartner.

Der Arzt hilft dabei, eine individuelle Therapie, eine Kombination von medikamentösen und nicht-medikamentösen Therapien zu entwickeln, die auf den Einzelfall zugeschnitten sind. Die nicht-medikamentösen Therapien, z. B. die

Biografie-Arbeit, haben das Ziel, die vorhandenen Kompetenzen zu stärken.
Ebenso wichtig wie die ärztliche Therapie sind Informationen für Betroffene und Angehörige. Angehörige – Ehepartner und Kinder – brauchen Beratung. Es ist mitunter sehr schwierig, mit dem veränderten Verhalten eines Demenzkranken zurechtzukommen. Dringend möchten wir hier einen Kontakt zur Alzheimer Gesellschaft empfehlen. Die Alzheimer Gesellschaft hat Beratungsstellen eingerichtet, die Rat für viele Probleme des Alltags kennen. In manchen Fällen reicht eine einmalige Beratung, in anderen Fällen zieht sich die Beratung über Jahre hin. Die Alzheimer Gesellschaft organisiert z. B. Selbsthilfegruppen und Schulungen für pflegende Angehörige. Außerdem werden Urlaubsfreizeiten, kulturelle Angebote, Betreuungsgruppen, Gedächtnistraining etc. angeboten.

Hilfreiche Adresse:
deutsche-alzheimer.de
Alzheimer-Telefon: 030/259 379 514

Weitere Informationen siehe S. 39

Die konventionelle medikamentöse Therapie

Die medikamentösen Therapien sollen eine weitere Verschlechterung hinauszögern. Sie setzen nicht an der Ursache der Erkrankung an, sondern lindern die Symptome.

Die konventionelle medikamentöse Therapie der Alzheimer-Demenz beeinflusst vor allem zwei Neurotransmitter: Glutamat und Acetylcholin.

Glutamat ist der wichtigste Botenstoff bei allen Lernprozessen, er ist der häufigste erregende Botenstoff im Gehirn und bei über 70 % aller erregenden Nervenzellen beteiligt. Medikamentös werden bei der mittelschweren bis schweren Alzheimer-Demenz Glutamat-Rezeptor-Antagonisten eingesetzt.

Acetylcholin ist nicht nur ein wichtiger Botenstoff bei Demenzprozessen, sondern auch bei der Steuerung des vegetativen Nervensystems und der Kontrolle lebenswichtiger Funktionen. Medikamentös werden bei der leichten bis mittelschweren Alzheimer-Demenz Acetylcholinesterase-Hemmer eingesetzt.

Nicht beeinflussbare Risikofaktoren

Alter

Demenz ist eine Erkrankung des Alters, die typischerweise nach dem 65. Lebensjahr auftritt. Es gibt mehr demenzkranke Frauen als Männer. Dies liegt vermutlich daran, dass Frauen in der Regel älter werden als Männer. An sich ist die Wahrscheinlichkeit, an Demenz zu erkranken, für Männer und Frauen gleich groß.
Da wir alle immer älter werden und auch der Anteil der über 90-Jährigen steigt, nehmen die tatsächlichen Zahlen Demenzkranker stetig zu.

Familiäre Belastung

Bei der Alzheimer-Krankheit gibt es eine genetisch bedingte Form, bei der die Erkrankung vor dem 65. Lebensjahr auftritt. Sie ist jedoch mit weniger als 5 % selten.
Weitaus wichtiger sind jedoch genetische Risikofaktoren, die auch bei Mischformen der Demenz berücksichtigt werden. Bei ungefähr 30 % aller

Alzheimer-Patienten finden sich weitere Betroffene in der engeren Verwandtschaft. Verwandte ersten Grades (Eltern, Geschwister, Kinder) haben im Durchschnitt ein vierfach erhöhtes Erkrankungsrisiko.

Der Hausarzt

Der regelmäßige Besuch beim Hausarzt, der gute, vertrauensvolle Kontakt und das offene Gespräch mit dem Arzt sind aus verschiedenen Gründen wichtig: Erstens ist es von Bedeutung, eine mögliche Demenz rechtzeitig zu diagnostizieren. Zweitens gibt es diverse Formen der Demenz, die auf einer anderen Grunderkrankung beruhen – und dadurch behandelbar werden. Von der unzureichenden Trinkmenge über eine schlechte Versorgung mit Vitaminen bis hin zur Schilddrüsenunterfunktion können vom Arzt Ursachen erkannt und Missstände behoben werden, die sich dann auch auf die Funktionsfähigkeit des Gehirns positiv auswirken. Drittens gibt es zahlreiche Risikofaktoren, die eine Demenz begünstigen und oft lange nicht erkannt werden: Diabetes, Bluthochdruck und erhöhte Blutfette gehören dazu. Erst spät führen diese Krankheiten zu offensichtlichen Beschwerden. Werden sie beim regelmäßigen „Gesundheits-Check“ erkannt und behandelt, so sinkt nicht nur das Risiko für eine Demenz drastisch, sondern auch das für Herzinfarkt und Schlaganfall.

IV. Was die Forschung empfiehlt

Moderner Lebensstil und Demenzrisiko

In seiner Doktorarbeit hat Martin Loef herausgearbeitet, in wieweit der moderne Lebensstil das Risiko beeinflusst, an einer Demenz zu erkranken. Loef untersuchte folgende Lebensstilfaktoren hinsichtlich ihrer Wirkung auf das Demenzrisiko: Rauchen, körperliche Betätigung, Ernährung und Übergewicht. Die Ergebnisse öffnen einer Reihe von Maßnahmen zur Vorsorge und Therapie die Türen.

Die erste Maßnahme für einen gesünderen Lebensstil ist immer, mit dem Rauchen aufzuhören. Nicht verwunderlich ist es daher, dass gegenwärtige Raucher gegenüber Personen, die nie geraucht haben, ein deutlich erhöhtes Risiko haben, an Demenz zu erkranken.

Auch hoher Alkoholkonsum schädigt das Gehirn. Die hohe Zufuhr von Alkohol über Jahre führt zu einem Abbau der Gehirnsubstanz und damit zum Verlust der geistigen Leistungsfähigkeit.

Bewegungsmangel hat ebenfalls einen nachweisbaren Einfluss auf das Demenzrisiko. Er führt dazu, dass die Gefäßmuskulatur nicht ausreichend trainiert wird und der Blutfluss stockt. Daneben begünstigt Bewegungsmangel Übergewicht. Regelmäßige körperliche Aktivität dagegen führt zu einer deutlichen Risikoreduktion bei allen Formen der Demenz. Die Effekte sind größer bei erhöhter körperlicher Aktivität und bei Ausübung von Sportarten mehrmals pro Woche.

Sehr deutlich sind die Auswirkungen der Ernährung auf das Demenzrisiko. Kritisch werden vor allem gesättigte Fettsäuren (tierische Fette) und Lebensmittelzusatzstoffe gesehen. Die regelmäßige Aufnahme von Gemüse wie auch von Fisch reduziert das Demenzrisiko dagegen deutlich. Empfohlen wird auf der Grundlage von Forschungsergebnissen die mediterrane Ernährung.

Ein weiteres Ergebnis der Arbeit von Loef ist, dass Übergewicht und Fettleibigkeit in mittleren Lebensjahren (Alter: 40–59) mit einem bis zu doppelten Risiko für Demenzerkrankungen einhergehen. Übergewicht begünstigt erhöhte Blutfette und Altersdiabetes. Gesichert ist, dass bei einem Diabetes die Wahrscheinlichkeit für eine

spätere Alters-Demenz deutlich erhöht ist. Diabetes führt zu Veränderungen der Blutgefäße, die auch im Gehirn eine Minderdurchblutung nach sich ziehen können. Daher ist es unbedingt wichtig, den Blutzucker gerade im Alter regelmäßig zu testen.
Diese Erkenntnisse treffen sowohl für die Alters-Demenz, als auch für die Alzheimer-Demenz zu.

M. Loef: *Moderner Lebensstil und Demenzrisiko – Empirische Untersuchungen.* Essen: KVC Verlag 2013

Ergebnisse von Expertenworkshops

Die Carstens-Stiftung hat zwei Symposien und ein großes Projekt zum Thema Demenz gefördert. Im Januar 2012 fand unter der Leitung von Prof. Claudia Witt an der Berliner Charité ein Expertenworkshop zu „Demenz in Deutschland" statt, an dem die Autoren des vorliegenden Buches teilnahmen. Die Expertengruppe bestand aus Versorgern (Ärzte, Therapeuten), Vertretern der Selbsthilfe, Wissenschaftlern aus der Grundlagen-, klinischen und pflegewissenschaftlichen Forschung. Folgende Desiderate wurden formuliert:

- Die meisten Menschen mit Demenz werden zuhause versorgt. Es besteht also großer Bedarf an flexiblen Hilfestellungen und Angeboten, welche die Angehörigen miteinbeziehen.
- Diagnose und Therapie von Demenzerkrankungen sind komplex. Man braucht Qualifizierungs- und Schulungsprogramme für niedergelassene Ärzte, bei denen neben der Vermittlung von Wissen die richtige Kommunikation mit den Patienten gelehrt wird.
- Die nichtmedikamentösen Therapien (z. B. Musiktherapie, Ergotherapie) sind bei Demenzerkrankungen besonders wichtig. Sie können die Lebensqualität der Patienten und der pflegenden Angehörigen verbessern.
- Komplementärmedizinische Verfahren sind geeignet, nebenwirkungsreiche medikamentöse Therapien zu reduzieren und als ergänzende Maßnahmen die Lebensqualität aller Betroffenen zu steigern.

„Forschungsplattform Demenz“

Von 2015–2018 förderte die Carstens-Stiftung die „Forschungsplattform Demenz“ unter der Leitung von Prof. Elmar Gräßel aus Erlangen. In diesem Projekt wurden in einer interdisziplinären Arbeitsgruppe aktuelle Ansätze in der Prävention und Therapie von Demenzerkrankungen erfasst.
Als Auftakt des Projektes wurde im Januar 2016 eine Expertentagung in Erlangen veranstaltet, deren Ergebnisse hier nachgelesen werden können:

Elmar Gräßel, Anna Pendergrass (Hrsg.): *Forschungsplattform Demenz*. Ergebnisse eines Expertentreffens zu Präventions-, Therapie und Versorgungsstrategien. Essen: KVC 2017.

In Form eines Graduiertenkollegs erarbeiteten anschließend zwölf Doktoranden an den Universitäten Potsdam, Erlangen und Tübingen unter wissenschaftlicher Anleitung von mehreren Professoren einen Überblick zum Stand der Demenzforschung. Bei den Themen ging es um die drei relevanten Gebiete: Primäre Prävention, nicht-pharmakologische Therapieverfahren und Versorgungsdefizite bei Demenz und Strategien zu deren Behebung.

V. Praxisteil: Vorbeugung

Ernährung

Jeder weiß: Ein gesunder Lebensstil wirkt sich positiv auf unseren Gesundheitszustand aus. Dies gilt insbesondere für das Gehirn. Allen voran hat die Ernährung einen Einfluss, den man in jedem Fall nutzen sollte.

Die traditionelle Mittelmeerküche mit viel Fisch, Obst, frischem Gemüse, Olivenöl, Knoblauch, Gewürzen, Getreide und etwas Rotwein, aber wenig Fleisch und Milchprodukten, wirkt sich positiv auf die Gesundheit aus. Der Vorteil dieser Ernährungsweise für Herz und Kreislauf ist weitgehend bestätigt. Weitere Forschung zeigt, dass die Mittelmeerkost auch für die Hirngesundheit wichtig ist. Folgende Ratschläge sollten beachtet werden:

- Grundlage für die Ernährung sollten naturbelassene Nahrungsmittel, viel Gemüse und Obst sowie hochwertiges Pflanzenöl (vor allem Olivenöl) sein.
- Die Nahrung sollte reich an Omega-3-Fettsäuren sein, zum Beispiel aus fettem Seefisch wie

Lachs und Hering. Dieser sollte zweimal wöchentlich auf den Tisch kommen. Ebenfalls reich an Omega-3-Fettsäuren ist Leinöl (1–2 Teelöffel Leinöl/Tag). **Vorsicht**: Leinöl kühl und dunkel aufbewahren und nach dem Öffnen schnell aufbrauchen.

- Nüsse sind außerordentlich gesund für das Gehirn. Sie enthalten ungesättigte Fette und sind eine sehr gute Quelle für Vitamin E, Magnesium, Kalium, Arginin und Folsäure. Nüsse sind außerdem reich an B-Vitaminen, welche die Gehirnleistung fördern. Walnüsse sind besonders wertvoll. In ihnen stecken große Mengen an ungesättigten Fettsäuren.

!

Bitte achten Sie darauf, dass Ihnen die Nahrungsmittel bekommen.
Gerade bei naturbelassenem Obst und Gemüse können Unverträglichkeiten auftreten. Falls Sie die frischen Lebensmittel nicht vertragen, können Sie sie auch leicht dünsten oder garen.

Probieren Sie vegetarische Gerichte aus, zum Beispiel Gemüsepfannen, Aufläufe, eifreie Pasta mit Gemüsesoße, Reisgerichte. Grundsätzlich empfehlen wir Ihnen eine vegetarische Ernährungsweise. Im folgenden Ratgeber finden Sie wertvolle Hinweise und Rezepte:

Anna Paul, Sigrid Bosmann: *Vegetarisch vollwertig kochen*. Leichte und genussvolle Gerichte. Essen: KVC 2017

Bewegung

Bewegung ist für viele Erkrankungen der zweiten Lebenshälfte der wohl wichtigste Präventionsfaktor. Mit Bewegung – insbesondere im Freien und am Sonnenlicht – kann man Osteoporose ebenso vorbeugen wie Herz-Kreislauferkrankungen, Depression oder Krebserkrankungen. Durch Bewegung werden der Stoffwechsel angeregt, die Durchblutung gefördert, die Muskeln trainiert, die Beweglichkeit und Standsicherheit im Alter erhalten.
Wie gegen so viele Erkrankungen, hilft moderate Bewegung auch gegen Alzheimer und senkt das Risiko, daran zu erkranken. Das Gehirn wird mit Sauerstoff versorgt – und den braucht es dringend.

Unsere Empfehlung: Gehen Sie einmal am Tag spazieren. Zwingen Sie sich für wenige Wochen dazu, jeden Tag nach draußen zu gehen – und Sie merken, dass Ihnen mit der Zeit der Spaziergang zur lieben Gewohnheit wird.
Alternativ gibt es zahlreiche Seniorenkurse für Gymnastik, in denen Sie gleichzeitig noch neue Bekannte gewinnen können. Ein Ratgeber für Zuhause ist das folgende Buch:

J. v. Galen: *Gymnastik für Senioren*. Beweglich und standsicher mit 60 Übungen. Essen: KVC 2016

Heilpflanzen

Bei den Heilpflanzen spielt für die Gesundheit des Gehirns **Ginkgo** eine besondere Rolle. Forschungsergebnissen zufolge schützt Ginkgo-Extrakt EGb761 (Tebonin®) die Gehirnzellen. Insbesondere der Abbau der Mitochondrien, der „Kraftwerke der Zellen“, wird durch Ginkgo verlangsamt. Die Mitochondrien, die sich als Energielieferanten der Zellen in hoher Zahl im

Bereich der Synapsen der Nervenzellen befinden, sind bei Alzheimer-Patienten deutlich reduziert.
Mitochondrien werden vor allem durch oxidativen Stress, d. h. durch die „freien Radikale", angegriffen. Der Ginkgo-Extrakt fungiert als „Radikalfänger" und kann auch bei bereits vorliegender Schädigung noch zu einer Verbesserung führen.

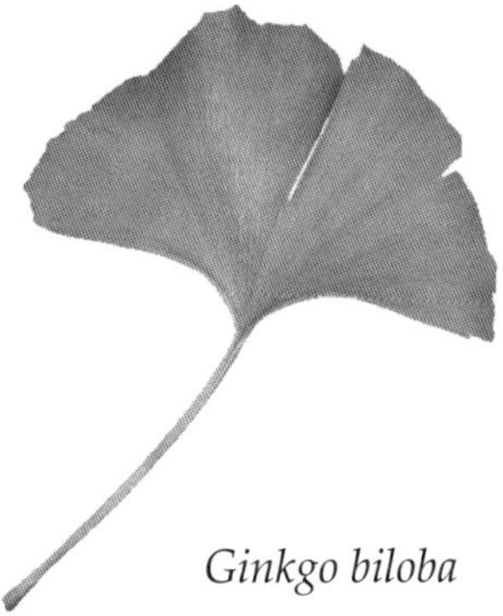

Ginkgo biloba

Als Nebenwirkungen von Ginkgoextrakt sind selten leichte Magen-Darmbeschwerden, Kopfschmerzen oder allergische Hautreaktionen beobachtet worden. Die Einnahme von Ginkgo-Präparaten ist sinnvoll, sollte jedoch kurmäßig erfolgen.

Eine weitere wichtige Heilpflanze für ältere Patienten ist der **Weißdorn**, der bei Herzschwäche bzw. nachlassender Herzleistung angezeigt ist. Unterstützend kann ein pflanzliches Präparat aus der Apotheke eingenommen werden.

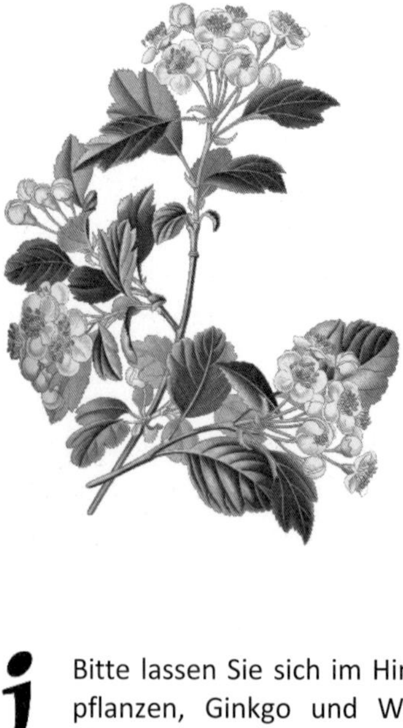

Weißdorn (Crataegus)

Bitte lassen Sie sich im Hinblick auf beide Heilpflanzen, Ginkgo und Weißdorn, von Ihrem Therapeuten oder in der Apotheke beraten.

Ordnung

Der Begriff „Ordnungstherapie“ ist in der Naturheilkunde sehr alt. Er bedeutet vielerlei: eine innere oder seelische Ordnung, eine Ordnung im Tagesablauf, ein Leben im Einklang mit der Natur, ein ausgewogenes Verhältnis von Aktivität und Passivität, von Bewegung und Ruhe, von „Innen“ und „Außen“.

Im Alter nimmt die Bewegung ab, die Neugierde, die Spannung. Es kommt zu einer Einseitigkeit in der Ausrichtung. Zahlreiche Vorschläge, wie Sie sie unter der Überschrift „Aktiv vorbeugen von A–Z“ weiter unten finden, zielen darauf ab, dem entgegenzuwirken.

Im Sinne einer naturheilkundlichen Ordnungstherapie ist es auch für Senioren wichtig „rauszugehen“ – und zwar physisch wie auch mental: sich für neue Dinge zu interessieren, sich mit neuen Situationen zu konfrontieren, die gewohnte und geliebte Routine auch ab und an zu verlassen.

Aktiv vorbeugen von A–Z

Lange dachte man, dass das Gehirn im Alter zwangsläufig in seiner Leistung nachlässt und sogar schrumpft. Das ist falsch. Das Gehirn schrumpft, wenn es nicht mehr benutzt wird. „Gehirnjogging“ und Kreuzworträtsel im Alter sind gut, sie halten die grauen Zellen in Bewegung. Gerade im Alter ist es aber auch wichtig, sich neuen Erfahrungen zu stellen, am Leben anderer teilzunehmen.
Auf den folgenden Seiten möchten wir Ihnen Maßnahmen vorstellen, die zur Vorbeugung von Demenz sinnvoll sind. Sie sind auch geeignet, bei einer milden Demenz den weiteren Verlauf zu beeinflussen.

Abwechslung

Das A und O der Demenzvorbeugung ist die Abwechslung. Entscheiden Sie sich dazu, die gewohnte Routine zu verlassen, einmal etwas anders zu tun, als Sie es kennen und gewohnt sind, neue Dinge anzufangen oder auch die Welt von einer anderen Seite zu „begreifen“.

Wenn Sie ein und dieselbe Sache immer wieder üben, dann werden Sie die Fertigkeiten in dieser „Disziplin" enorm stärken. Wenn Sie jedoch immer wieder etwas Neues ausprobieren oder – wie auf den nächsten Seiten vorgeschlagen – Handlungsabläufe einmal auf eine ungewohnte Weise ausführen, dann bilden sich die Quervernetzungen im Gehirn, es wird beweglicher. Und genau das brauchen wir zur Vorbeugung einer Demenz.

Achtsamkeit

Aus vielfältigen Untersuchungen zur Demenz geht deutlich hervor, dass pflichtbewusste, geistig aktive hagere Menschen seltener an einer Demenz erkranken. Dies lässt darauf schließen, dass die besten Erfolge in der Prävention damit zu erzielen sind, dass ein aktives waches Bewusstseinsleben so lange und so intensiv wie möglich gepflegt wird. Damit nehmen die Achtsamkeitsübungen einen wesentlichen Stellenwert in der Prävention ein, denn Achtsamkeit bedeutet auch Wachheit im Gedankenleben.

Anregungen

Das Gehirn braucht „Futter". Es braucht geistige, sinnliche und emotionale Eindrücke, Anregungen und Impulse. Ohne einen Impuls arbeitet es nicht. Und diese Anregungen müssen begeistern, sie müssen motivieren. Sonst verarmen wir in unserem Leben und in unserem Kopf.

Äpfel

Der Volksmund sagt es schon lange: Äpfel sind gesund – an apple a day keeps the doctor away. Auf das Gehirn haben Äpfel eine günstige Wirkung. In den Äpfeln, genauer: in und direkt unter der Schale – befindet sich ein Gerbstoff, das Quercetin, das sich als besonders wirkungsvoll herausstellte.

Arbeit und Aufgaben

Die Menschen werden immer älter. Werden sie mit 65 Jahren pensioniert, so haben sie mit Mitte 90 dreißig Jahre hinter sich, die unter das Stichwort „Ruhestand" fallen. Im schlimmsten Falle bedeutet dies einen gewissen Stillstand. Ein prominentes Gegenbeispiel ist Johannes Heesters, der noch mit über 100 Jahren auf der Bühne stand, immer in neuen Projekten mitwirkte. Ein anderes Beispiel war Helmut Schmidt, der mit über 90 Jahren noch schrieb – und dies eindeutig als harte Arbeit ansah, als Ergebnis seines Willens. Auf der japanischen Insel Okinawa leben ungewöhnlich viele Über-Hundertjährige, die außergewöhnlich selten an Demenz leiden. Sie nennen Bewegung, Arbeit im Sinne einer sinnvollen Tätigkeit und Ernährung als Gründe für ihr langes, gutes Leben.

Beschäftigung

Womit beschäftigen Sie sich im Alter? Ist es eine Tätigkeit, die Sie berührt, erfüllt, fordert, weiterbringt, Ihren Horizont erweitert? Eine Tätigkeit, bei der Sie zum Gemeinwohl beitragen, anderen helfen, eine gute Sache oder einen Menschen unterstützen? Das ist es, was jung und geistig frisch hält.

Begeisterung

Die Begeisterung zählt – für Ihren Garten, für den Hund, die Enkel, ein Hobby, ein Thema. Erlauben Sie sich diese Begeisterung, lassen Sie sich anstecken. Und suchen Sie sich eine Beschäftigung, bei der Sie die Zeit vergessen und innerlich auftanken.

Der dunkle Punkt

Die Erfahrung eines Arztes auf der Demenz-Station zeigt: Auch wenn man dies sein Leben lang zu vermeiden suchte – im Alter holt einen der „dunkle Punkt der Biografie" ein – seien es die Momente des Versagens, die Fehler, die Schuld, die man bislang erfolgreich verdrängt hatte. Den Jüngeren kann dies zur Mahnung dienen, achtsam zu sein – und zu wissen, dass derartige Momente oder Versäumnisse einen einholen. Den Älteren hilft die Biografiearbeit, d. h. die Aufarbeitung des eigenen Lebens, mit schwierigen oder traumatischen Momenten umzugehen, Dinge ins Reine zu bringen, Beziehungen zu klären, um auch im Alter bei klarem Verstand in den Spiegel schauen zu können.

Gebraucht werden

Das Alter ist eine Zeit, in der man vieles geben kann. Die Großeltern haben Zeit, mehr Zeit als die Eltern. Und wenn es keine eigene Familie gibt, so gibt es doch viele andere – Menschen oder Initiativen –, die gerade in der heutigen Zeit dringend Unterstützung benötigen. Gebraucht zu werden, tut dabei nicht nur dem „Beschenkten“ gut, sondern auch dem „Schenkenden“, merkt er doch, dass durch seine Hilfe, durch sein Da-Sein einem anderen Gutes getan wird.

Gedichte auswendig lernen

Eine wunderbare Methode, Neues zu lernen und gleichzeitig den inneren „Schatz“ zu vergrößern ist es, Gedichte zu lernen.

Geistige Anregung

Noch im letzten Jahrhundert waren die Hirnforscher der Überzeugung, dass wir mit einem „vollständigen“ Gehirn auf die Welt kommen und mit den Lebensjahren die Gehirnzellen nach und nach absterben. Entsprechend sah man keine Möglichkeit, den Zustand des Gehirns positiv zu beeinflussen.
Inzwischen haben die modernen bildgebenden Verfahren der Gehirnforschung neue Einsichten vermittelt. Das Gehirn ist demnach ein Organ, dessen Zustand und Gestalt, dessen Auf- und

Abbau von seiner Benutzung abhängt, das also abhängig davon ist, was wir tun.
Immer dort, wo ein Bereich im Gehirn beansprucht wird, wächst es – und zwar bis ins hohe Alter. Die Konsequenz ist naheliegend: Das Gehirn muss in Benutzung bleiben, damit es nicht verkümmert. Und so raten übereinstimmend alle, die sich mit der Vorbeugung von Alzheimer befassen, nicht nur Kreuzworträtsel zu lösen, sondern etwas Neues zu beginnen – ein neues Musikstück oder gar Musikinstrument zu lernen, eine neue Sprache etc. Man nennt dies „flüssige Intelligenz“, die uns hilft, uns zu orientieren und uns auf neue Situationen und anstehende Herausforderungen einzustellen.

Haustier

An dieser Stelle ein persönliches Wort der Autorin, die selbst begeisterte Hundebesitzerin ist. Ein Hund ist das beste Fitnessprogramm, das man sich denken kann. Mit treuen Augen und wedelndem Schwanz wird man Tag für Tag, auch bei schlechtestem Wetter, vor die Tür gelockt, wenn man ansonsten am liebsten gemütlich auf dem Sofa liegen bleiben würde. Ein Haustier bietet Bewegung, Anregung, Schmusen, Spielen

– und vor allen Dingen ist das Tier ein Wesen, das man lieben und versorgen kann, das einen braucht und das seinem Herrchen oder Frauchen treu ergeben ist.

Kaffee

Eine erfreuliche Nachricht für alle Kaffeetrinker: In Maßen genossen hat er einen positiven Effekt, insbesondere nach einem schweren Essen. Nun ist dieser Effekt sogar im Hinblick auf die Demenz untersucht worden.
Wie im ersten Teil dieses Ratgebers beschrieben, wird die Blut-Hirn-Schranke durch einen hohen Cholesterinspiegel im Blut geschädigt. Experimentelle Ergebnisse weisen darauf hin, dass das Koffein im Kaffee vor einem erhöhten Cholesterinspiegel im Blut schützt und die durch das Cholesterin verursachte Störung der Blut-Hirn-Schranke abschwächen kann.

Kartenspielen

Die Leidenschaft vieler älterer Damen (und Herren) ist das Bridgespielen. Gut so, fordert dieses anspruchsvolle Kartenspiel doch die grauen Zellen. Aber auch Skat, Rommé, Canasta oder Doppelkopf sind wunderbare Spiele zum Zeitvertreib mit gleichzeitiger Schulung des Gehirns.

Körperlichkeit

Gerade im Alter kommen die Bedürfnisse des Körpers, die Ansprache des Körpers zu kurz. Dies aber führt auch zu einer Verarmung an „sinnlichen“ Reizen im Gehirn. Und bereits die alten Römer wussten, dass ein gesunder Geist in einem gesunden Körper wohnt. Gönnen auch Sie sich die Freuden der Körperlichkeit und der Berührung, sei es durch Sport, Tanz, Saunagänge (Achtung bei Herzkrankheiten oder Bluthochdruck), Massagen – und nicht zuletzt Körperkontakt und Sexualität.

Lesen

Gerade im Alter setzt man sich gerne vor den Fernseher. Aber greifen Sie doch immer wieder zu einem Buch und vertiefen sich in die hier beschriebene Welt. Lesen Sie regelmäßig die Tageszeitung, diskutieren Sie mit Ihren Verwandten, Freunden, Bekannten und Nachbarn über die aktuelle Tagespolitik.

Maßhalten

Schon Hildegard von Bingen wusste, dass das Geheimnis eines gesunden Lebensstils das Maßhalten ist. Nichts übertreiben und ausgewogen leben, das ist die Devise, die wir in allen großen Kulturen finden, um glücklich und gesund zu werden und zu bleiben.

Memory-Spielen

Eine spielerische Form des Gedächtnistrainings ist das altbekannte Memory-Spielen. Karten, von denen es jeweils zwei gleiche gibt, werden verdeckt aufgelegt. Jeder Spieler deckt zwei Karten auf. Erinnert er nach der ersten Karte, wo die zweite Karte mit dem gleichen Motiv liegt, so kann er sich das Pärchen nehmen. Und wenn Sie das Memory-Spielen beherrschen, dann erkundigen Sie sich doch einmal nach weiteren Denk- und Logikspielen, die es mittlerweile in großer Zahl im gut sortierten Spielwarenhandel gibt. Eine neue Idee für den nächsten Stammtisch, das nächste Kaffeekränzchen.

Motivation

Motivation, gepaart mit großer Willenskraft, ist es, die auch alte Menschen noch zu großen Leistungen bewegen, auch wenn sie unter Einschränkungen leiden. Sie greifen auf ihre Ressourcen zurück, auf das, was sie noch können, anstatt sich auf das, was sie *nicht* mehr können, zu konzentrieren. Und sie überwinden die auftretenden Schwierigkeiten durch ihren Willen. Ein gutes Beispiel sind Menschen, die nach einem Schlaganfall wieder mit eisernem Willen trainieren, um neue Nervenbahnen aufzubauen, oder Menschen, die nach einer Operation ihre Muskeln wiederaufbauen.

Musizieren

Musizieren und singen Sie! Ganz abgesehen von den positiven Effekten auf die Leistungsfähigkeit des Gehirns, macht die Musik Freude. Einen Kirchenchor, der sich über Mitglieder freut, gibt es überall!

Reisen

Reisen Sie – das erweitert den Horizont, bringt Ihnen andere Kulturen näher, tut Ihnen gut und fördert zudem Ihre Fähigkeit, neue Situationen als Herausforderung anzunehmen.

Reizüberflutung – bitte nicht!

Das moderne Leben ist von zahlreichen Medien geprägt, vorneweg steht der Fernseher. Internet, Computer etc. kommen hinzu. Die Herausforderung, gerade für Menschen in der Lebensmitte, die parallel mit Telefon, Handy, elektronischer Kommunikation zu tun haben, ist es, zu reduzieren und ganz bewusst die permanente Reizüberflutung, die es unserem Gehirn unmöglich macht, sich zu erholen und zu regenerieren, in Grenzen zu halten – und Pausen zu machen.

Schach, Dame, Mühle, Backgammon

Es verwundert nicht, dass zahlreiche Senioren auf der ganzen Welt damit beschäftigt sind, zu spielen – Schach, Dame, Mühle, Backgammon. Aber auch Kartenspiele wie Bridge oder Poker sind ein exzellentes Gehirntraining. Genießen Sie die Zeit, so lange Sie Ihre Enkel noch schlagen!

Schulbank drücken

Der Königsweg des Gehirntrainings im Alter schließlich ist es, noch einmal den Weg in die Universität einzuschlagen und dort, ganz ohne Leistungsdruck, Vorlesungen zuzuhören, sich mit anspruchsvollen intellektuellen Themen auseinanderzusetzen. Auf dieses Bedürfnis der „aktiven Alten" sind inzwischen mehr und mehr Universitäten eingestellt, manche von ihnen bieten spezielle Seniorenstudiengänge an. Natürlich kann man auch in einem Kurs lernen und z. B. einen Sprachkurs, einen Computerkurs, einen Zeichenkurs belegen. Vielleicht fällt der Einstieg am leichtesten, wenn Sie sich mit einem Freund oder einer Freundin zusammentun. Sie werden schnell merken: Die Gesellschaft und der Umgang mit jungen Leuten sind an sich schon ein echter Jungbrunnen!

Schwermetalle – Vorsicht!

Versuchen Sie, Schwermetalle zu vermeiden. Suchen Sie, wenn Ihnen dies möglich ist, einen ganzheitlich denkenden Zahnarzt auf und besprechen mit ihm oder ihr die in Ihrem Falle vorliegende Schwermetallbelastung.

Wenn Sie sicher gehen wollen, dass in Ihrem Trinkwasser kein Aluminium ist, greifen Sie auf Quellwasser zurück.
Verzichten Sie, zur Vermeidung von Aluminium, auf das Trinken aus Aluminiumdosen, die Verwendung von aluminiumhaltigen Deodorants und von aluminiumhaltigem Kochgeschirr.

Sehen, fühlen, riechen, schmecken

Die Sinnesorgane sind es, die uns beleben. Und die nicht zuletzt dem Gehirn „Futter" geben. Gerade im Alter droht der Körper mit all seinen körperlichen Bedürfnissen, seinen Möglichkeiten und „Antennen" zu verarmen. Wirken Sie dem entgegen. Berührung, schöne Ansichten – z. B. Bilder in einer Ausstellung –, Musik, Konzerte, Theateraufführungen, aber auch Wohlgerüche wie Blumen und Gewürze, all das braucht der Mensch, um ganz zu sein, um Seele, Körper und Geist zu füttern.

Soziale Kontakte

So viele Einzelmaßnahmen es gegen Demenz und für ein gesundes Alter auch geben mag –

ganz oben steht das Entgegenwirken von Isolation, Vereinsamung und Routine. Daher möchten wir Ihnen vor allen Dingen ans Herz legen, Kontakt zu anderen Menschen zu suchen und zu pflegen. Sicherlich gibt es in Ihrer Nähe eine Kirchengemeinde, einen Verein, der Sie interessiert – und der sich über Engagement und neue Mitglieder freut. Gerade in der heutigen Zeit benötigen viele Menschen Unterstützung, vielleicht können Sie auch anderen, die Hilfe brauchen, zur Seite stehen und unter die Arme greifen. Und viele junge Mütter, deren eigene Eltern nicht in der Gegend leben, freuen sich ab und zu über eine „Oma" oder einen „Opa" in der Nachbarschaft.

Tai Chi und Qigong

Tai Chi (chinesisches Schattenboxen) und Qigong – alte Formen der asiatischen Bewegungskunst – können dazu beitragen, den Abbau des Gehirns zu verlangsamen. Eine kleine Studie unter Leitung von Prof. Sandy Burgener zeigte, dass Patienten in frühen Stadien einer Demenzerkrankung eindeutig von nicht-medikamentösen Therapien profitieren. Es war deutlich erkennbar, dass die Teilnehmer, die Tai Chi und

Qigong übten, ihre motorischen Fertigkeiten deutlich verbesserten, aber auch im Hinblick auf Gehirnleistung und Psyche stabiler wurden. Die Entwicklung depressiver Tendenzen vollzog sich sehr viel langsamer. Auf Wunsch der Teilnehmer wurde das Programm auch nach der Studie weitergeführt.

Tanzen

Tanzen fördert nicht nur die Beweglichkeit, sondern hebt auch die Stimmung. Es gibt mehr und mehr Kurse oder Tanzabende für ältere Menschen, auch für Alleinstehende.

Verzicht als Übung

In der heutigen Zeit leiden wir nicht unter einem Mangel, sondern unter einem Überfluss – einem Überfluss an Nahrungsangebot, Unterhaltungsangebot, Kommunikation etc. Die große Herausforderung unserer Zeit ist es, wieder verzichten zu lernen. Das ist nicht einfach – und doch so wichtig: Aufhören zu essen, wenn man satt ist und nicht noch einmal zum Büfett zu gehen, obwohl man einen Pauschalpreis gezahlt hat, auf den Bus zu verzichten und stattdessen zu Fuß zu gehen, den Fernseher auszuschalten und nach einem Glas Wein die Flasche wegzustellen – all das sind Entscheidungen, die heute wichtig sind, um dem Überangebot an Konsum und Bequemlichkeit nicht ausgeliefert zu sein, die Möglichkeiten des modernen Lebens genießen zu können, ohne dass sie uns auf Gesundheit und Wohlbefinden schlagen. Und so ist es eine Übung, vor allem des Willens, auch einmal zu verzichten.

Zeitung lesen

Bleiben Sie auf dem Laufenden. Lesen Sie die Tages- und möglichst eine Wochenzeitung.

Zuckerkonsum reduzieren

Wie beschrieben beeinträchtig die Zuckerflut der heutigen Nahrung auch die Gehirnfunktion. Reduzieren Sie deshalb den Zucker, Ihrem Gehirn zuliebe.

Zusatzstoffe in Lebensmitteln

i Angenommen, wir als Autoren hätten im Hinblick auf eine Ernährung, die einer Demenz vorbeugt einen Wunsch frei, dann wäre dieser Wunsch sicherlich: **Vermeiden Sie Zusatzstoffe**!

Zusatzstoffe in der Nahrung zu vermeiden, heißt vor allem: wenig Fertigprodukte. Die Wirkung von Zusatzstoffen in der Nahrung ist nur in einem Bruchteil erforscht, ihre Reaktion mit anderen Stoffen, Substanzen oder Medikamenten liefert ein unüberschaubares Netz an Wechselwirkungen. Gehen Sie den einfachen Weg: Versuchen Sie, möglichst völlig auf Zusatzstoffe und Fertigprodukte zu verzichten.

Ein beratender Arzt von Natur und Medizin hat zusammengefasst, was er seinen Patienten stets sagt: „Essen Sie nur, was es auch schon zu Zeiten Ihrer Großmutter gegeben hat." Das ist sicherlich übertrieben, doch die Kernaussage trifft das, was viele Ernährungswissenschaftler raten: keinen übertriebenen Schnick-Schnack, sondern Selbstgekochtes aus einfachen, saisonalen Zutaten, möglichst aus regionalem Anbau.

Der Fitness-Wochenplan fürs Gehirn

Aus den Empfehlungen der letzten Seiten können Sie einen Wochenplan basteln, mit dessen Hilfe Sie Ihr Gehirn fit halten können und den wir Ihnen auf den folgenden Seiten vorstellen.

Montag

Stellen Sie Ihre Gewohnheiten auf den Kopf: Bewahren Sie zum Beispiel Ihre Schlüssel an einem neuen Ort auf. Erledigen Sie die morgendliche Routine (Zähneputzen, Frühstücken, Anziehen, etc.) in einer anderen Reihenfolge.
Versuchen Sie beim Essen, die Gabel in die linke Hand zu nehmen, wenn Sie Rechtshänder sind, oder stecken Sie alles, was Sie üblicherweise in der linken Jackentasche aufbewahren in die rechte und umgekehrt.
Durchbrechen Sie den Alltagstrott. So halten Sie sich und Ihr Gehirn fit!

Dienstag

Wann haben Sie das letzte Mal einen Brief geschrieben? Seien Sie kreativ und wagen Sie sich

an einen Liebesbrief an Ihren Partner oder denken Sie sich eine kurze Geschichte für Ihre Kinder oder Freunde aus.
Wenn Ihnen das Schreiben nicht liegt, rufen Sie einen längst in Vergessenheit geratenen Schulfreund an. Oder versuchen Sie sich als Gärtner und verschenken kleine Töpfe mit Kräutern, die Sie selbst gesetzt haben.
Anderen eine kleine Freude zu bereiten, kann sehr zufriedenstellend sein.

Mittwoch

Wie wäre es mit einer kleinen Herausforderung zur Mitte der Woche? Schon 30 Minuten tägliches Training kann die Aktivität Ihres Gehirns erheblich steigern. Lösen Sie z. B. ein Kreuzworträtsel oder Sudoku.
Falls Sie darauf keine Lust haben, versuchen Sie einmal, mit beiden Armen gleichzeitig unterschiedliche Bewegungen zu machen, wie etwa den linken Arm nach oben und unten bewegen und den rechten Arm nach links und rechts schwenken. Falls es am Anfang nicht gelingt, lassen Sie sich nicht entmutigen.
Mit jeder Übung werden Sie besser!

Donnerstag

Viva la musica! Hören Sie ein Musikstück, zu dem Sie bisher keinen Zugang hatten und finden Sie heraus, was Ihnen gefällt und was nicht. Sie können es sich auch gemeinsam mit einem Freund anhören und darüber sprechen. Laut einer Studie haben Menschen, die regelmäßig soziale Kontakte pflegen und viel kommunizieren, ein geringeres Risiko, an Gedächtnisschwund und Erinnerungslücken zu leiden.

Mutige können sich auch an einer neuen Fremdsprache versuchen. In einem Kurs der Volkshochschule lernt man dabei auch noch nette Leute kennen.

Auch hier gilt: Zusammen macht es doppelt so viel Spaß!

Freitag

Carpe diem! Lesen Sie eine aktuelle Zeitung und schreiben Sie einen Leserbrief zu einem Artikel, der Sie bewegt hat, weil er Ihnen gefällt oder Sie zum Nachdenken angeregt hat. Vielleicht kommt Ihr Brief ja gut an und wird abgedruckt! Falls das nichts für Sie ist, können Sie sich auch an einem alten Hobby versuchen. Haben Sie gerne gehäkelt, Flugzeugmodelle zusammengebaut, oder waren Sie ein begeisterter Fotograf? Lassen Sie alte Leidenschaften zu neuem Leben erwachen und probieren Sie diese wieder aus! Sie werden sehen, es wird Ihnen Vergnügen bereiten!

Samstag

Nehmen Sie sich für heute etwas Besonderes vor. Lernen Sie zum Beispiel die Strophen eines Liedes oder Gedichtes auswendig und tragen Sie es sich selbst (eventuell auch anderen) laut vor. Oder Sie beschäftigen sich heute eingehend mit einer Sache, der Sie schon länger auf den Grund gehen wollten. Sie könnten zum Beispiel den Umgang mit dem Computer lernen: Emails schreiben oder im Internet surfen.
Trauen Sie sich etwas zu – schließlich lernt man nie aus!

Sonntag

Lassen Sie der Kreativität freien Lauf. Malen Sie ein Bild mit Wasser- oder Acrylfarben, formen Sie eine Figur aus Ton oder Knetmasse. Anschließend können Sie Ihr Werk skizzieren oder

fotografieren und so eine richtige Mappe erstellen. Vielleicht entdecken Sie ungeahnte Talente in sich selbst! Wahlweise erledigen Sie auch eine lange vor sich hergeschobene Arbeit. Bringen Sie z. B. Ihre Fotosammlung auf Vordermann und erinnern sich dabei an schöne Momente.
Für was Sie sich auch immer entscheiden: Wichtig ist, dass Sie etwas für sich tun!

Integrative Medizin in der Senioren-Wohngemeinschaft

Die Autorin dieses Ratgebers nahm in den Jahren 2010–2012 an einer Studie der Charité teil, in der verschiedene naturheilkundliche und komplementärmedizinische Strategien bei Menschen mit Demenzerkrankungen geprüft wurden. Die besondere Herausforderung ihres eigenen Aufgabenbereiches lag darin, Maßnahmen zusammenzustellen, die von den Betreuern der in Wohnungen lebenden Demenzpatienten ohne große Probleme umgesetzt werden konnten.
Gemeinsam mit Dr. med. Michael Teut, Charité-Hochschulambulanz für Naturheilkunde, wurde ein Maßnahmenkatalog mit Empfehlungen für Allgemeinmaßnahmen, Therapieanwendungen für unruhige oder antriebsschwache Patienten, Maßnahmen zur Behandlungen von Schlafstörungen und Schmerzen und „Wohlfühlelementen" zusammengestellt. Die Betreuer wurden in diesen Maßnahmen geschult und setzten sie z. T. regelmäßig, z. T. nach Bedarf ein.

Folgende naturheilkundliche Elemente waren in dem Konzept enthalten: Teemischungen, Körper- und Badeöle, Schlaf- und Kirschkernkissen, frisch gepresste Säfte mit etwas Leinöl. Die Teemischungen wie auch die Mischung für das Schlafkissen wurden unter Beratung von Ursel Bühring, Freiburger Heilpflanzenschule, zusammengestellt.

Teemischungen

Dosierung: Die Tees werden eher schwach zubereitet: ca. 3 EL der getrockneten Kräutermischung (Apotheke) pro Liter Wasser; für eine Tasse (200 ml): 1 gestr. TL oder weniger
Ziehzeit: 5–7 Minuten
Zubereitung: Kräutermischung mit kochendem Wasser überbrühen, zugedeckt ziehen lassen, abseihen. Wenn der Tee zu stark ist, abgelehnt oder nicht vertragen wird, bitte noch niedriger dosieren.

Hinweise: Bitte probieren Sie den Tee zunächst selbst, wenn Sie ihn für einen Angehörigen zubereiten. Das Wichtigste ist, dass er überhaupt getrunken und nicht abgelehnt wird. Daher darf er nicht zu bitter sein oder streng schmecken. Sie können den Tee evtl. mit etwas Honig oder Zucker süßen oder etwas Fruchtsaft dazugeben.

Bitte richten Sie sich auch nach den Bedürfnissen des Demenzkranken. Die Vorlieben und Abneigungen sind aufgrund des oft veränderten Geschmacksempfindens sehr unterschiedlich.
Wenn es einen Kräutertee gibt, der dem Betroffenen schon immer sehr gut geschmeckt hat, dann können Sie ihn ohne Probleme mit untermischen (etwa 20 % der Gesamtmenge).

Wohlfühltee

Bestandteile: Melissenblätter
Anwendung: Als „Haustee" über den Tag verteilt anbieten, wenn möglich eine Prise Engelwurz dazugeben. Der aromatische und leicht bittere Geschmack der Engelwurz regt an und kräftigt. Pulverisierte Engelwurz erhalten Sie auf Wunsch in der Apotheke. Bitte Tüte gut verschließen, damit die ätherischen Öle nicht entweichen. Sie können diese Prise auf die Melissenblätter oder direkt in den Tee geben, dann aber wirklich wenig verwenden. Die Engelwurz hat eine herz- und nervenstärkende Wirkung und wurde, wie der Name schon sagt, in besonderem Maße der jenseitigen Welt zugeordnet – und damit auch Menschen, die dieser Welt näherstehen.

Schlaftee

Bestandteile: In der Apotheke mischen lassen:
40,0 g Weißdornblätter und -blüten
40,0 g Melissenblätter
10,0 g Johanniskraut
10,0 g Hopfenzapfen

Anwendung: Bei Schlafstörungen und Unruhe, 30–60 Minuten vor dem Einschlafen trinken.
Hinweise: Weißdorn ist angezeigt bei älteren und alten Patienten, Melissenblätter bei nervösen Beschwerden, Hopfenzapfen zur Schlafförderung. Der Schlaftee zeigte in der Studie eine positive Wirkung. Bedenkt man, dass gerade alte Menschen oft eine Vielzahl von Arzneimitteln einnehmen, ist die Vorstellung, mit einem Tee Beruhigungsmittel oder Schlaftabletten bei unruhigen Demenzpatienten ersetzen oder reduzieren zu können, besonders attraktiv.

! Die Schlafteemischung bitte mit dem Arzt besprechen. Bei Johanniskraut gibt es verschiedene Wechselwirkungen mit Arzneimitteln. Im Zweifelsfall das Johanniskraut weglassen.

Aufwachtee

Bestandteile: Zu gleichen Teilen Majorankraut, Bohnenkraut, Rosmarinblätter, Melissenblätter, Pfefferminzblätter

Anwendung: Bei Antriebslosigkeit, innerer Kälte, depressiver Verstimmung, auch bei Verdauungsstörungen (innere Erwärmung über die Verdauung, bekannte Gerüche) morgens trinken.

Hinweise: Majoran und Bohnenkraut wirken verdauungsfördernd und erwärmend, Rosmarinblätter kreislaufanregend, Melissenblätter sind angezeigt bei nervösen Beschwerden, Pfefferminzblätter wirken erfrischend.

Angriffspunkt dieser eher ungewöhnlichen Teemischung ist nicht das Nervensystem, sondern die Verdauung und der Stoffwechsel. Über eine sanfte Anregung und Erwärmung des Verdauungstraktes führt er zu einer Tonisierung des Gesamtorganismus.

Bade- oder Massageöle

Die im Folgenden beschriebenen Öle können, anders als die meisten anderen Öle, als Badezusatz verwendet werden, ohne weiter emulgiert werden zu müssen. Dafür einen Schuss ins Badewasser (Vollbad, nicht zu warm) geben. In der Studie wurden sie auch direkt für Einreibungen oder Massagen verwendet. Viele ältere Menschen finden es außerordentlich angenehm, wenn ihre Füße behandelt werden. Sie können diese Öle daher auch für ein Fußbad, eine Öleinreibung der Füße bzw. im Rahmen der Fußpflege einsetzen.
Die Firma Lichterde, deren Öle verwendet wurden, bietet zahlreiche hochwertige Öle mit verschiedenen Duftnoten an (www.lichterde.de).

! Keine Anwendung bei Überempfindlichkeit gegenüber einem der Bestandteile.

Arnica-Hypericum-Badeöl

Bestandteile: Arnikablüten, Johanniskraut, Rosskastanie, ätherisches Öl von Rosmarin, Zitrone, Lavendel, Kampferöl, kaltgepresstes Oliven-, Sonnenblumen-, Rapsöl, süßes Mandelöl
Anwendung: Bei Muskelschmerzen, Verspannungen, Verkrampfungen, zur Durchblutungsverbesserung und Stoffwechselaktivierung, wirkt erwärmend und belebend

Kupfer-Lavendel-Badeöl

Bestandteile: Kupferpulver, ätherisches Lavendelöl, kaltgepresstes Oliven-, Sonnenblumen-, Rapsöl, süßes Mandelöl
Anwendung: Bei Ruhe- und Schlaflosigkeit, Angstzuständen, allgemeiner Verkrampfung und Verspannung, kalten Gliedmaßen, wirkt entspannend und wärmend

Schlehenblüten-Citrone-Badeöl

Bestandteile: Schlehenblüten, Johanniskraut, Arnika, ätherisches Öl von Zitrone, Rosmarin, Orange, Angelika, kaltgepresstes Oliven-, Sonnenblumenöl, süßes Mandelöl

Anwendung: Zur allgemeinen Kräftigung, Regeneration und Förderung der gesunden Funktion von Muskeln und Organen, wirkt Spannungen und Verkrampfungen entgegen, seelisch harmonisierend und ausgleichend

Öle gegen Schmerzen, Unruhe und Anspannung

Die im Folgenden beschriebenen Öle können je nach Bedarf zur Einreibung oder als Ölauflage verwendet werden.

! Keine Anwendung bei Überempfindlichkeit gegenüber einem der Bestandteile. Keine Anwendung bei Entzündungen und Verletzungen der Haut.
Wichtig: Akzeptanz testen! Der starke Lavendelgeruch von allen drei Ölen wird sehr unterschiedlich wahrgenommen!

Einreibung

Reiben Sie die betroffene Körperstelle mit etwas Öl ein. Bei degenerativen Erkrankungen tut

Wärme oft gut. Sie können dafür den schmerzenden Bereich mit einem Tuch abdecken und zusätzlich mit einem Schal, Kirschkernkissen etc. wärmen. Bei entzündlichen Erkrankungen wird üblicherweise keine Wärme empfohlen, dies kann jedoch im Einzelfall anders sein. Fragen Sie also bitte stets, ob Wärme angenehm ist.

! Bei alten Menschen darf die Wärmequelle nicht zu heiß sein, es kommt leicht zu Verbrennungen, die nicht bemerkt werden. Dies gilt z. B. auch für Wärmflaschen, die mit zu heißem Wasser gefüllt wurden. Die Wärmflasche bitte stets mit einem Tuch umwickeln.

Ölauflage

Für eine Ölauflage nehmen Sie ein Lein- oder Baumwolltuch und beträufeln es mit dem Öl. Das Tuch wird nun in der Mikrowelle zwischen zwei Tellern vorsichtig erwärmt, alternativ zwischen zwei Wärmflaschen (dafür das Tuch mit dem Öl in Butterbrotpapier einschlagen, damit die Wärmflasche nicht fettig wird). Das Wasser nicht zu warm einfüllen, das Öl kann schnell zu heiß werden. Testen Sie die Temperatur auf jeden Fall am Innenarm, lassen Sie die Auflage dabei einen Moment liegen. Legen Sie dann beim Betroffenen das Tuch mit der öligen Seite auf die schmerzende Körperstelle auf und fixieren Sie es mit einem trockenen Baumwolltuch und einem Außentuch, z. B. einem Frotteehandtuch, das jedoch lang genug sein sollte, um den betroffenen Bereich großzügig umwickeln zu können. Den Patienten gut einpacken, bitte auch auf warme Füße achten. Die Ölauflage bleibt liegen, so lange sie angenehm ist.

Solum Öl (Wala) bei Schmerzen

Bestandteile: Wässriger Moorextrakt aus Hochmoortorf, Lavendelöl, Rosskastanie, Schachtelhalm, Wollwachs, natives Olivenöl, weißes Vaselin
Anwendung: Bei rheumatischen Erkrankungen, Nervenschmerzen, Schmerzen bei Wetterumschlag und nasskaltem Wetter bzw. bei Beschwerden, die durch Nässe und Kälte schlechter werden. Das Öl stärkt die Fähigkeit, sich abzugrenzen, wirkt schmerzlindernd und regt auch über die Haut die Ausscheidung an. Wenn nicht anders verordnet, schmerzende Stelle ein-

bis zweimal täglich einreiben, danach mit einem Wolltuch umhüllen.

Hinweise: Das Moorbad im Solum Öl vermindert die Anfälligkeit für Kälte und Wetter und hilft damit insbesondere bei rheumatischen Schmerzen, Schmerzen der Knochen und Wirbelsäule und der Nerven.

Aconit Schmerzöl (Wala) bei Schmerzen und Anspannung

Bestandteile: Aconit D9, Kampfer, Lavendelöl, Quarz Dil D9

Anwendung: Bei schmerzhaften Verspannungen, rheumatischen Gelenkerkrankungen und Nervenschmerzen. Wenn nicht anders verordnet, schmerzende Stelle ein- bis dreimal täglich mit einigen Tropfen des Öls einreiben.

Hinweise: Aconit Schmerzöl wird in hoher Verdünnung aus einer Giftpflanze hergestellt, die eine starke Wirkung auf die Nerven hat. Es wirkt durchblutungsfördernd und damit gegen eine Auskühlung und lindert Muskel- und Nervenschmerzen.

Lavendelöl (Weleda) bei Unruhe

Bestandteile: Lavendelöl 10 %, natives Olivenöl
Anwendung: Bei demenziell bedingter nervöser Unruhe und innerer Anspannung, zur Schlafförderung. Besonders angenehm ist es, die Füße vor dem Schlafengehen mit dem verdünnten Lavendelöl einzumassieren.
Hinweise: Sinnvoll ist auch eine individuelle „Beduftung", da manche Menschen Lavendelduft nicht mögen (auch das Pflegepersonal!). Hierfür wird jedoch nicht das 10%ig verdünnte Öl, sondern ätherisches Öl verwendet. Wir schlagen vor, zwei Tropfen auf die Unterwäsche der Patienten zu tropfen. Ätherisches Öl ist flüchtig und hinterlässt keine Fettflecken.

i Unruhe belastet Patienten selbst und erschwert ihre Versorgung. Sind die Patienten stärker betroffen, wird diesem Zustand konventionell häufig mit Sedativa (oder auch Fixierung) begegnet. Die Forschung zeigt, dass Lavendel (äußerliche Anwendung als verdünntes Öl) einen nachweisbaren Effekt hat. Ganz unauffällig lässt sich Lavendelduft über Raumdüfte, bei denen der Duft aus einer Flasche über dünne Holzstäbchen abgegeben wird verbreiten – ein sehr schönes Geschenk für alle, die Lavendelduft mögen. Will man die beruhigende Wirkung ausnutzen, sollte man Lavendelöl von *Lavandula angustifolia* (bei den ätherischen Ölen als „Lavendel extra“ bezeichnet, „Lavandin“ ist etwas anderes) nehmen.

Frisch gepresste Säfte

Eine Vielzahl aktueller Studien zeigt, dass frisch gepresste Obst- und Gemüsesäfte positive Wirkungen auf das Gehirn haben und eine ernstzunehmende Vorbeugungsmaßnahme gegen Alzheimer und Demenz darstellen. Zudem versorgen sie den Körper mit einer Fülle von Vitalstoffen.
Auf das Gehirn haben Äpfel eine günstige Wirkung, wie schon weiter oben beschrieben wurde. Dies liegt wohl zum Teil an der schützenden Wirkung von frischen Äpfeln gegenüber aggressiven freien Radikalen. Freie Radikale werden als wichtiger Risikofaktor für degenerative Gehirnerkrankungen wie Parkinson oder Alzheimer angesehen, da sie die Nervenzellen schädigen. Wichtig ist die Verwendung von Äpfeln mit Schale, da sich direkt unter der Schale der Gerbstoff Quercetin befindet.

Trinken Sie einmal am Tag ein kleines Glas (100–150 ml) frisch gepressten Saft aus Äpfeln und Karotten. Alternativ können sie auch Apfelsaft in Bioqualität, Gemüsesaft oder Gemüsemost trinken.

Gerade bei den Gemüsesäften kann ½–1 TL **Leinöl** die Aufnahme der fettlöslichen Vitamine oder ihrer Vorstufen (z. B. im Karottensaft) verbessern. Achtung: Das Leinöl muss verschlossen im Kühlschrank aufbewahrt und zügig aufgebraucht werden, es wird sonst ranzig. Leinöl zählt zu den hochwertigsten Ölen, die es gibt. Die darin enthaltenen ungesättigten Fettsäuren reagieren im Körper leicht (eben weil sie „ungesättigt sind") und regen dadurch viele Stoffwechselvorgänge an. Leinöl ist gut für Nerven, Blutgefäße und beugt sogar Krebs vor. Leinöl senkt zudem den Cholesterinspiegel.

Kirschkernkissen

Viele Beschwerden im Alter werden durch ein inneres Kältegefühl verursacht. Der Stoffwechsel funktioniert nicht mehr so gut, alles geht langsamer. Hände und Füße sind kalt, der Schlaf will nicht kommen, es ist ungemütlich kalt.

Wärme wirkt entspannend und entkrampfend, da die Durchblutung gesteigert wird und die Muskelspannung sinkt. Wärme hilft bei allen Beschwerden, die durch Kälte verursacht werden – äußere oder „innere“ Kälte, außerdem bei krampfartigen Beschwerden: Bauchschmerzen durch Blähungen, Darmkrämpfe, Darmträgheit, Unruhe, Angstträume, Schlafstörungen, Spannungsschmerzen, kalte Füße.
Im Gegensatz zur Wärmflasche dringt die Wärme des Kirschkernkissens viel tiefer in das Gewebe, bis zu den Muskeln. Die Wärme wird langsam abgegeben und hält lange an.
Das Kirschkernkissen kann auf verschiedene Körperteile aufgelegt werden, ohne unbequem zu werden, also auch unter die Füße, auf verspannte Nackenmuskulatur, auf den Bauch, im Liegen unter den Rücken usw.
In dem Studienkonzept war das Kirschkernkissen ursprünglich als Maßnahme gegen Schmerzen gedacht. Es stellte sich heraus, dass sich die Anwendung bei kalten Füßen anbot oder auch für Greifübungen bei Schmerzen in den Händen (Arthritis).
Bei Nackenbeschwerden ist ein Getreidekissen in länglicher Form günstiger (z. B. Zappsack,

www.zappsack.de). Sollte ein Kirschkernkissen für den betroffenen Patienten angenehm sein, kann man es auch in anderen Formen nähen oder nähen lassen.

Kirschkernkissen
Kirschkernkissen bei maximal 600 Watt für 1–2 Minuten in der Mikrowelle erwärmen, dabei darauf achten, dass bei Geräten mit rotierendem Teller die Ecken nicht „überhängen". Im Backofen wird das Kissen bei maximal 60–100 Grad auf Körperwärme erwärmt. Immer ein Glas Wasser in die Mikrowelle oder den Herd stellen. Temperatur in jedem Fall prüfen, gerade bei Patienten mit fortgeschrittener Demenz, Sensibilitätsstörungen der Haut etc. Keine Anwendung bei Abneigung gegen Wärme. Ansonsten ist die Anwendungsdauer und -häufigkeit nach Bedarf.
In Wohneinrichtungen behält jeder Patient aus hygienischen Gründen sein eigenes Kirschkernkissen. Günstig sind auch waschbare Bezüge.
Kirschkernkissen können auch in die Tiefkühltruhe gelegt und als Kältekissen verwendet werden.

Schlafkissen

Die Schlafkissen wurden speziell für die Studie zusammengestellt und genäht. Sie waren ca.

10 x 13 cm groß und locker mit einer Mischung aus Lavendelblüten, Melissenblättern, Kamillenblüten, Hopfenzapfen und Fenchelfrüchten (angestoßen) gefüllt.

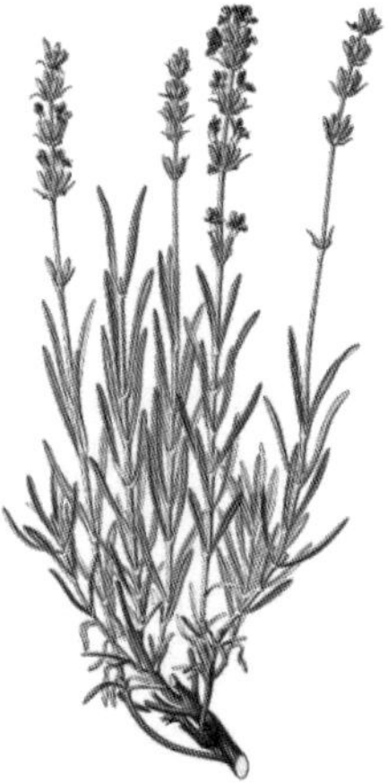

Lavendel wirkt entspannend und ist daher bei allen Formen von Anspannung, Unruhe und nervösen Beschwerden geeignet, vor allem für die äußerliche Anwendung. Deshalb ist Lavendel auch in den ausgewählten Ölen enthalten.

Die **Melisse** oder auch **Zitronenmelisse** hat einen angenehm zitronigen, frischen Geruch. Es ist die Pflanze der Wahl bei allen Beschwerden, die aufgrund von Nervosität und Stress entstehen und sich dann auf den Körper auswirken: nervöse Magenschmerzen, nervöse Kopfschmerzen.

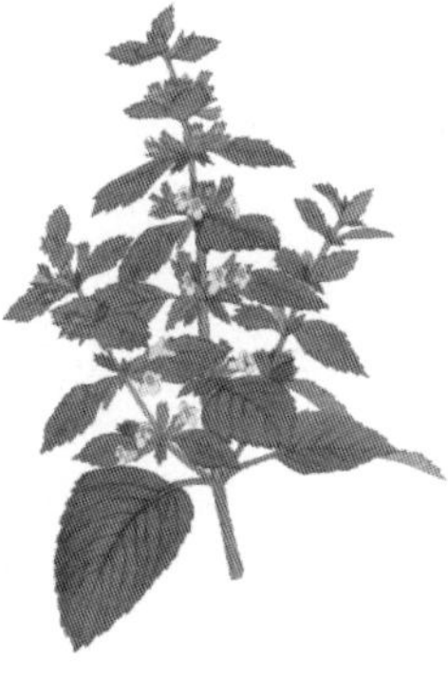

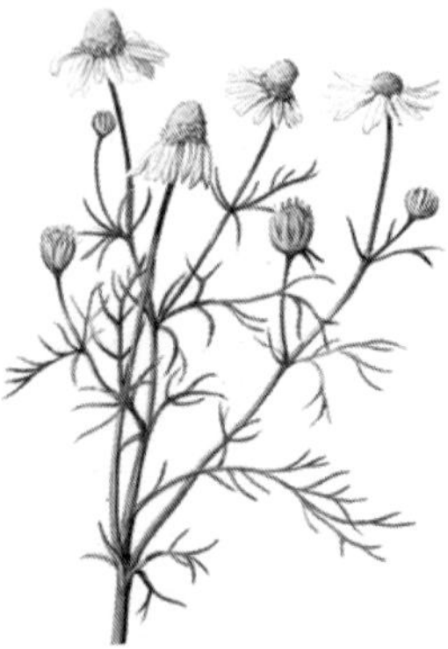

Kamillenblüten wirken nicht nur gegen Magen-Darm-Infekte, sondern auch zur Beruhigung – übrigens nicht nur bei alten Menschen, sondern auch bei kleinen Kindern, die zahnen. Kamillenblüten werden aus Sicht der anthroposophischen Medizin und der Homöopathie in Verbindung mit nervöser Überreizung gebracht.

Hopfenzapfen wirken schlaffördernd und beruhigend. Traditionell wurden Hopfenzapfen besonders gerne in Schlafkissen gefüllt, auch für kleine Kinder. Der verantwortliche Wirkstoff bildet sich bei längerer Lagerung und ist bereits bei niedrigen Temperaturen leicht flüchtig.

Fenchelfrüchte haben keine primär schlaffördernde Wirkung. Ursel Bühring hatte die geniale Empfehlung, Fenchelfrüchte in das Kissen aufzunehmen, da der Geruch die Patienten an ihre Kindheit erinnert und dies auf emotional-sensorischer Ebene eine Schlafförderung mit sich bringt. Die Fenchelfrüchte für das Schlafkissen wurden in der Apotheke angestoßen, damit die ätherischen Öle besser freigesetzt werden.

Manche Patienten nahmen die angebotenen Düfte und Öle wie auch das Schlafkissen gerne an, andere fanden den Geruch unangenehm. Gerüche werden von Demenzpatienten sehr unterschiedlich wahrgenommen! Zudem muss bei dem Schlafkissen, das anfangs sehr viel intensiver riecht als nach einiger Zeit, darauf geachtet werden, dass der Duft eine angenehme Stärke hat.

Anwendung Schlafkissen

Das Kissen wird zunächst ans Fußende, später dann ans Kopfende gelegt.

Ab und zu sollte das Kissen ein wenig geknetet werden, damit die Wirkstoffe wieder neu freigesetzt werden.

Wenn es zu allergischen Reaktionen kommt – Atemnot, Kopfschmerzen, geschwollene Schleimhäute, Niesen, Husten – das Kissen bitte wieder entfernen.

Exkurs: Essen als „Biografiearbeit“

Wer mit Demenzkranken arbeitet, weiß: Alles, was sie an die Kindheit erinnert, ist eine Hilfe, eine kleine Insel in der zunehmenden Orientierungslosigkeit. Dies gilt auch für Gerüche und den Geschmack.

Und so ist die Frage, welche Nahrungsmittel für den Gehirnstoffwechsel oder die Blutgefäße besonders vorteilhaft sind, sicherlich berechtigt und eine entsprechende Ernährung gerade zur Vorbeugung einer Demenzerkrankung oder bei leichten Fällen sinnvoll. Bei fortgeschrittener Demenz kann das Essen eine zusätzliche Möglichkeit sein, einem Menschen über seine Erinnerung, über sein „Körpergedächtnis“ wieder einen Zugang zu sich selbst zu geben. Man sollte also darauf achten, was der kranke Mensch früher besonders gerne gegessen hat bzw. Gerichte anbieten, die häufig gekocht wurden.

Immer wieder wird von Betreuern von Demenzkranken berichtet, dass diese plötzlich eine ansonsten ungewohnte Aktivität an den Tag legen, wenn es darum geht, die alten Gerichte gemeinsam zuzubereiten.

Eine „gesunde Küche“, wie sie auf den vorherigen Seiten beschrieben wurde und eine „Kindheitsküche“ oder „Heimatküche“ müssen sich nicht ausschließen.

Hier ein paar Vorschläge:

- Kartoffel- oder Gemüsesuppe, Krautsuppe, Erbsensuppe, Linsensuppe, Graupensuppe, Haferflockensuppe

- Eintöpfe mit grünen Bohnen, roter Bete, Steckrüben
- Kartoffeln mit Kräuter- oder Schnittlauchquark und Leinöl
- Kartoffeln mit Matjes
- Eingelegter Hering oder Bismarckhering
- Spiegelei mit Spinat und Kartoffeln
- Belegtes Bauernbrot mit Käse und Gewürzgurken
- Arme Ritter, Eierpfannkuchen, Süße Milchsuppe
- Grießbrei, Milchreis mit Kompott
- Kartoffelpuffer mit Apfelmus
- Marillen- oder Pflaumenknödel
- Kaiserschmarrn mit Rosinen und Mandeln
- Quark-Reis-Auflauf mit Äpfeln
- Dickmilch mit Schwarzbrot

Homöopathie und Anthroposophische Medizin

Homöopathie

Die homöopathische Therapie kann die Demenz nicht heilen. Wie viele andere komplementärmedizinische Maßnahmen kann sie allerdings Symptome lindern und die Lebensqualität verbessern, auch bei bereits schwer Erkrankten: Die Kranken können mit ihrer Demenz deutlich ruhiger und auch besser leben, und der Umgang mit ihnen wird dann auch für die Pflegenden leichter. Die dargestellten Mittel haben sich in Klinik und Praxis aus konkreten Erfahrungen des Autors immer wieder bewährt.

Wir möchten im Folgenden einige Arzneimittel zur Behandlung von Demenzpatienten vorstellen, um einen Eindruck von der individuellen Mittelwahl in der Homöopathie zu vermitteln. Der Autor hat die Mittel üblicherweise über 4–6 Wochen in D-Potenzen verordnet. Bestand der Eindruck, dass das Präparat eine gute Wirkung zeigte, ließ sich dieses auch über einen längeren

Zeitraum von Wochen bis Monaten unbedenklich einnehmen, wobei die Häufigkeit der Einnahme reduziert wurde.
Sollte ein Interesse an der Behandlung mit homöopathischen Mitteln bestehen, so raten wir Ihnen, sich an einen homöopathisch ausgebildeten Therapeuten zu wenden, um das passende Mittel, Potenz und Dosierung für den Betroffenen zu besprechen. Wir möchten Sie dazu sehr ermutigen, da sich die Homöopathie in der Studie der Charité als außerordentlich hilfreich für Demenzpatienten auch im fortgeschrittenen Stadium erwiesen hat.

i

Bei Mitteln, die vom Autor für die Selbstbehandlung vorgeschlagen werden, ist eine Dosierungsanleitung angegeben.

Arsenicum album

Der Patient ist unruhig und leidet unter zahlreichen Ängsten, vor allem unter der Angst, bestohlen oder medikamentös vergiftet zu werden. Nachts ist er unruhig. Körperlich handelt es sich meist um hagere, dünne Patienten, die nur wenig auf einmal essen und in kleinen Schlucken trinken. Innerlich fühlen sie ein Brennen.

Nicotiana tabacum

Der Raucher entwickelt häufig Symptome einer Zerebralsklerose. Bis ins Physische hinein lassen sich hier die Folgen einer „Ernährungsstörung" erkennen. *Nicotiana tabacum*-Patienten sind in der Regel hager, wirken kachektisch, sichtlich ausgezehrt. Neben der Multiinfarktdemenz besteht häufig eine Herz-Lungen-Schwäche, chronische Atemnot, COPD, Gibbus, Skoliose oder Kyphose, Arteriosklerose.

Hyoscyamus niger

Demenz gepaart mit Misstrauen. Nervöses, heiseres Lachen, Flockenlesen (die Finger und Hände sind ständig in Bewegung), Inkontinenz für Stuhl und Harn, trockener Husten, Sehnen- und Muskelzuckungen.

Barium carbonicum

Demenz mit kindischen Verhaltensweisen sowie degenerativen Veränderungen an Herz, Gefäßen (zum Beispiel Aneurysmabildung) und Gehirn. Prostatavergrößerung. Der Patient ist äußerst schwach und müde. Er sitzt oder legt sich hin,

hat eine Abneigung, fremde Menschen zu treffen. Dieses Mittel hilft besonders bei Demenz nach wiederholten Schlaganfällen, also eher bei den vaskulären Demenzen.
Hinweis: Anwendung nur mit homöopathischer ärztlicher Hilfe.

Helleborus niger

Neben Ginkgo gibt es keine andere Substanz, die im Arzneibild so viele Symptome der Demenz enthält wie *Helleborus niger,* die Christrose! Geeignet ist *Helleborus* selbst bei schwerster Demenz mit beträchtlicher Einschränkung der Sinnesleistung und Depression. Der Patient sieht, hört und schmeckt mangelhaft. Es besteht eine allgemeine Muskelschwäche, die bis zur kompletten Lähmung fortschreiten kann. Automatische unwillkürliche Bewegungen. Tiefste (Winter-)Depression oder melancholische Stimmung. Häufig besteht zudem eine Herz- und Nierenschwäche bis hin zum nephrotischen Syndrom. *Helleborus niger* eignet sich gemeinsam mit *Aurum comp.* (s. u.) für die schweren Demenzformen mit Sprachstörungen, Verwirrtheit und nächtlicher Unruhe.

Dosierung und Anwendung
Helleborus niger: D4–D6 3 x täglich 5 Globuli. Eine Besserung tritt in manchen Fällen erst verzögert nach 3–4 Wochen ein. Bei Besserung der Beschwerden kann das Mittel auch über einen längeren Zeitraum eingenommen werden, dann wird die Dosierung auf 1 x täglich 5 Globuli reduziert.

Anhalonium

Demenz oder auch Verwirrtheitszustände seit einer Herzoperation, besonders der Herzklappen. Immer wieder konnte ein Demenzausbruch oder eine Verschlechterung der Demenz nach Herzoperationen beobachtet und mit *Anhalonium* und/oder *Aurum compositum* gut therapiert werden.
Hinweis: Anwendung nur mit homöopathischer ärztlicher Hilfe.

Secale

Demenz und parallele pAVK auf arteriosklerotischer Grundlage. Leitsymptom brennende Füße im Sinne einer Polyneuropathie ist wegleitend, steht aber nicht immer im Vordergrund. Der physische Symptomenkomplex Arteriosklerose,

Diabetes, eher hagere Gestalt, trockene Nekrosen, Makuladegeneration reicht aus.

Manuia

Manuia ist ein homöopathisches Komplexmittel, das Ginseng, Phosphorsäure, *Ambra* und *Damiana* enthält. Hier sind wichtige Pflanzen für die Behandlung der Demenz in niedriger Potenz gebündelt und lassen sich bei beginnender Demenz in Verbindung mit nervöser Erschöpfung, Schlaflosigkeit und körperlicher Schwäche gute und schnelle Verbesserungen erzielen. *Manuia* ist eher für kräftigere Patienten geeignet.

Dosierung und Anwendung

Manuia: 2–3 x täglich 1 Tablette. Die Arznei sollte über 4–6 Wochen eingenommen werden. Bei Besserung der Beschwerden kann das Mittel auch über einen längeren Zeitraum eingenommen werden. Die Dosierung wird dann reduziert auf 1 x täglich 1 Tablette.

Anthroposophische Medizin

Die anthroposophische Therapie der Demenz umfasst zahlreiche Elemente, u. a. die Misteltherapie, potenzierte Arzneimittel und Öldispersionsbäder. Auch hier möchten wir Ihnen raten, entsprechende Therapeuten oder Einrichtungen aufzusuchen, um im individuellen Fall die optimalen Therapiemaßnahmen zu finden und die Behandlung durchführen zu lassen, insbesondere, da die genannten Mittel z. T. gespritzt werden.

Misteltherapie

Eine prophylaktische Misteltherapie (besonders mit der Tannenmistel, der Kiefernmistel und der Weißdornmistel) scheint immer wieder gute Verbesserungen zu ergeben (frühzeitige Therapie mit potenzierten Misteln als intermittierende Kur von 7–14 Injektionen). Die zwölf verfügbaren Bäume der Mistel in potenzierter Form sind gleichsam die Schüßler-Salze des Alters und insofern eine Basistherapie des Seniums. Die Patienten wirken nach einer Kur in der Regel wacher, interessierter, insgesamt jugendlich frischer.

Heilmittelkomplexe

Wir möchten Ihnen mit der Beschreibung auch der anthroposophischen Heilmittelkomplexe in erster Linie ein Eindruck über die Möglichkeiten dieser Therapierichtung geben. Bitte wenden Sie sich für eine Behandlung möglichst an eine anthroposophische Einrichtung oder einen Therapeuten.

> **Dosierung und Anwendung**
> Juglans regia comp., Mandragora comp. und Naja comp. gibt es als Ampullen. Sie sollten 2–3 x pro Woche für die Dauer von einem Monat injiziert werden. Eine Wirksamkeit lässt sich in der Regel nach 1–2 Wochen finden: Aufklaren, verbesserte Wachsamkeit und Konzentration, verbesserte Leberwerte.

Juglans regia comp. (Kombination aus Walnuss, Zinn und *Kalium phosphoricum*, Ampullen, Wala): Bei eher korpulenten, stoffwechselbezogenen Patienten, bei denen eine Leberstörung zu finden ist oder die durch eine Operation oder Narkosemittel „durcheinander" gekommen sind, bewährt sich die Walnuss. Erhöhte Leberwerte im Labor.

Mandragora comp. (enthält Alraune, Birke, Schachtelhalm und Arnica, Weleda, Ampullen):

Das Mittel hat einen deutlichen Effekt auf die Demenz, wenn parallel Kniebeschwerden oder eine erhebliche Kniearthrose vorliegen.

Naja comp. (Weleda): Nach den Ergebnissen einer Untersuchung zum Apoplex profitierten Patienten mit Apoplex und Demenzzeichen. Die Schlangengifte (hier die Kombination aus *Naja, Crotalus, Lachesis* und *Vipera*) verbessern demnach vor allem die Mikrozirkulation wie bei Multiinfarktdemenz.

Aurum comp. (Wala): Die Gaben der heiligen drei Könige, Gold, Myrrhe und Weihrauch, sind hier in tiefen Potenzen miteinander verbunden. Aurum comp. wird eingenommen nach Operationen und vielen Narkosemitteln, wenn Verwirrtheit bleibt und die Wahrnehmungen nicht strukturiert werden können.

Dosierung und Anwendung von Aurum comp.

3–6 Wochen lang 3 x täglich 5 Globuli einnehmen. Auch bei Unruhezuständen, die in der Routinetherapie einer Neuroleptikatherapie bedürfen, ist das Arzneimittel von großem Wert. Hier werden ebenfalls die ersten Wochen 3 x täglich 5 Globuli gegeben, bei Besserung wird die Behandlung fortgeführt, hierbei jedoch die Dosierung auf 1 x täglich 5 Globuli reduziert.

Neurodoron (Kombination aus Gold-Eisen-Kiesel, Weleda): Dieses Mittel eignet sich eher für hagere, neurasthenische Patienten mit Demenz- oder Erschöpfungssyndromen. Neigung zu rascher Ermüdbarkeit nach geistiger Anstrengung bzw. Unfähigkeit zu geistigen Anstrengungen. Die Wirkung tritt in der Regel bereits nach einer Woche sichtbar ein. Verbesserung der Aufmerksamkeit und besseres Kurzzeitgedächtnis. Reduktion der Unruhezustände.

Dosierung und Anwendung von Neurodoron
4–6 Wochen lang 2–3 x täglich 1 Tablette einnehmen. Bei Besserung der Beschwerden kann das Mittel auch über einen längeren Zeitraum eingenommen werden. Die Dosierung wird dann auf 1 x täglich reduziert.

Scleron (Kombination aus Blei und Honig): Besonders bei hageren, vorgealtert wirkenden Patienten mit beginnender Demenz. Die Patienten klagen über Kopfmüdigkeit, nachlassende Gedächtniskraft und leiden oft unter blassem Bluthochdruck (roter Blutdruck: Arnica D6). Auch im späteren Verlauf lindert diese Arznei die Symptome, lässt die Patienten in ihrer Demenz zufriedener und wacher wirken.

Dosierung und Anwendung von Scleron
1–3 Monate lang 2–3 x täglich 1 Tablette einnehmen. Ergänzend hat Birkenblättertee (1 Tasse pro Tag) eine die Therapie noch weiter verbessernde Wirkung.

Literaturempfehlungen

H. Förstl, C. Kleinschmidt: *Das Anti-Alzheimer-Buch*: Ängste, Fakten, Präventionsmöglichkeiten. München: Kösel-Verlag 2009

J. v. Galen: *Gymnastik für Senioren*. Essen: KVC Verlag 2016

A. Kerckhoff, A. Michalsen: *Raucherentwöhnung*; Essen: KVC Verlag 2014

A. Kerckhoff, J. Wilkens: *Schlaganfall*. Essen: KVC Verlag 2015

A. Kerckhoff, J. Wilkens: *Parkinson*. Essen: KVC Verlag 2017

M. Müller-Stahl: *Natürlich zu Fuß – Gesund unterwegs im Alltag und beim Wandern*. Essen: KVC Verlag 2008

A. Paul, A. Michalsen (Hrsg.): *Natürlich herzgesund* – Ein Ratgeber für Menschen mit koronarer Herzkrankheit. Essen: KVC Verlag 2008

Anna Paul, Sigrid Bosmann: *Vegetarisch vollwertig kochen*. Essen: KVC Verlag 2017

Wissenschaftliche Literatur

Burgener SC, Yang Y et al.: The effects of a multi-modal intervention on outcomes of persons with early-stage dementia. American Journal of Alzheimer's Disease and Other Dementias. 2008; 23 (4): 382–394.

Chen X, Gawryluk J W et al.: Caffeine blocks disruption of blood brain barrier in a rabbit model of Alzheimer's disease. *Journal of Neuroinflammation*. 2008; 5: 12. doi:10.1186/1742-2094-5-1.

Grass-Kapanke B, Busmane A. et al.: Effects of Ginkgo Biloba Special Extract EGb 761® in Very Mild Cognitive Impairment (vMCI). *Neuroscience & Medicine*. 2011; 2 (1): doi 10.4236/nm.2011.21007

Heo HJ, Kim DO, Choi SJ, Shin DH, Lee CY: Apple Phenolics Protect in Vitro Oxidative Stress-induced Neuronal Cell Death. *Journal of Food Science*. 2004; 69 (9): S357–360.

Loef M: *Moderner Lebensstil und Demenzrisiko – Empirische Untersuchungen*. Essen: KVC Verlag; 2013.

S. 116 Ov. / Demenz!

Snowdon DA: Healthy aging and dementia: findings from the Nun Study. Ann Intern Med. 2003; 139 (5 Pt 2): 450–454.

Teut M, Schnabel K, Baur R, Kerckhoff A, Reese F, Pilgram N, Berger F, Luedtke R, Witt C: Effects and feasibility of an Integrative Medicine program for geriatric patients – a cluster-randomized pilot study. Clinical Interventions in Aging. 2013; 8: 953–961.

Teut M, Baur R: Integrative Medizin in der Senioren-Wohngemeinschaft. Praktische Erfahrungen aus der CAMGER-Studie. AHZ 2013; 258 (4): 9–15.

Uehleke B, Kerckhoff A: Lavendelöl bei dementiell bedingter Unruhe – ein systematischer Review. ZKM 2012; 1: 18–22.

Wilkens, J: Die Behandlung von dementen Patienten. Mit Therapiekonzepten aus der Homöopathie, der Phytotherapie und der anthroposophischen Medizin. AHZ. 2013; 258 (4): 18–22.

Die Autorin

Dr. Annette Kerckhoff, BSc Komplementärmedizin und European Master of Health Promotion, Lehrbeauftragte für naturheilkundliche Selbsthilfestrategien, Phytotherapie und Medizingeschichte, ist seit fast zwei Jahrzehnten auf die laienverständliche Vermittlung von Gesundheitswissen und Selbsthilfemaßnahmen spezialisiert. Sie hat zahlreiche Ratgeber und Patienteninformationen geschrieben und arbeitet für die Carstens-Stiftung : Natur und Medizin.

Der Autor

Dr. Johannes Wilkens studierte Theologie und Humanmedizin. Seine Doktorarbeit über Arnica montana führte er mit Unterstützung der Carstens-Stiftung durch. Er ist Ärztlicher Direktor der Alexander von Humboldtklinik Bad Steben, einer geriatrischen Rehabilitationsklinik. In die Klinik integriert ist seine private Praxis für klassische Homöopathie und Anthroposophische Medizin. Schwerpunkte der Praxis sind neben der Onkologie auch neurologische Leiden wie Multiple Sklerose, Parkinson und Schlaganfall.

Schwerpunkt seiner regen Forschungsarbeit sind Behandlungskonzepte für die großen Volkskrankheiten. Er ist Autor von Büchern zur Behandlung des Schlaganfalls, des Morbus Parkinson sowie zur Arnica, den Misteln und der Christrose.

Die Buchreihe *Was tun bei ...* im KVC Verlag

Alkoholabhängigkeit – Homöopathie und Komplementärmedizin (2011)

Bluthochdruck – Mind-Body-Medizin und Naturheilkunde (2016)

Colitis ulcerosa und Morbus Crohn – Naturheilkunde und Integrative Medizin (4. Aufl. 2016)

Demenz – Vorbeugung und Selbsthilfe (2. Aufl. 2018)

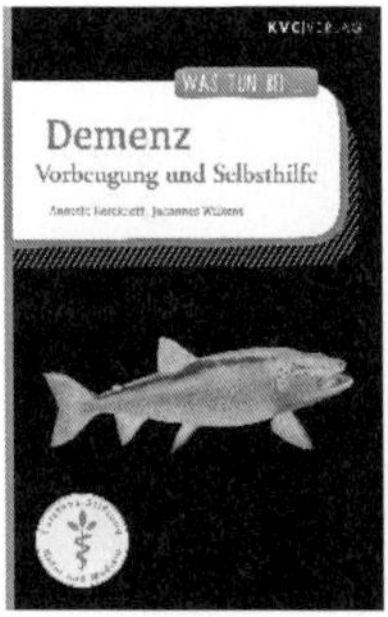

Depression – Homöopathie und Komplementärmedizin (2. Aufl. 2016)

Diagnose Krebs – Homöopathie und Schüßler Salze (2013)

Endometriose – Homöopathie und Naturheilkunde (2. Aufl. 2017)

Grauer Star und Altersweitsichtigkeit (3. Aufl. 2018)

Grippe und Infekte – Vorbeugung und Behandlung (2015)

Heilfasten (2010)

Heuschnupfen (2. Aufl. 2016)

Kopfschmerzen von Kindern (2007)

Mittelohrentzündung – Homöopathie und Naturheilkunde (2. Aufl. 2016)

Nagelpilz – Selbsthilfe und Naturheilkunde (2017)

Nasennebenhöhlenentzündung – Naturheilkunde und Homöopathie (2. Aufl. 2015)

Osteoporose – Vorbeugung und Selbsthilfe (2015)

Parkinson – Selbsthilfe und Komplementärmedizin (2. Aufl. 2017)

Prüfungsangst – Selbsthilfe und Naturheilkunde (2. Aufl. 2017)

Raucherentwöhnung (2. Aufl. 2014)

Rheuma – Naturheilkundliche Therapie (3. Aufl. 2018)

Schlafstörungen – Selbsthilfe und Schlaftypen (2. Aufl. 2017)

Schlaganfall – Vorbeugung und Nachbehandlung (2. Aufl. 2015)

Trockene Augen (3. Aufl. 2018)

Krebs und therapiebedingte Nebenwirkungen – Selbsthilfestrategien und wertvolle Tipps (3. Aufl. 2016)

Wundheilung nach Operationen (2. Aufl. 2014)

Carstens-Stiftung : Natur und Medizin
Erforschen. Erklären. Erleben

Ob Pflanzenheilkunde, Homöopathie oder Blutegeltherapie – die Komplementärmedizin ist sehr vielseitig.

Wichtig ist die Frage, welches Therapieverfahren bei welchen Krankheiten helfen kann. Antworten zur Komplementärmedizin gibt die Carstens-Stiftung : Natur und Medizin. Die Stiftung mit Sitz in Essen setzt sich seit über dreißig Jahren dafür ein, dass Naturheilkunde und Homöopathie in der Medizin stärker verankert werden.

Die Carstens-Stiftung : Natur und Medizin ist auf Ihre Unterstützung angewiesen: Werden Sie Mitglied, spenden Sie für die Komplementärmedizin, empfehlen Sie uns weiter!

Auftrag der Stiftung ist es, Forschungsarbeiten zu veröffentlichen und die Ergebnisse verständlich aufzubereiten: Mit der Gründung des KVC Verlages im Jahr 1998 wurde dafür ein individuelles Profil geschaffen.

Mit Ihren Spenden fördern wir Forschung, beziehen Stellung und beraten Patienten unabhängig.